CROIX ROUGE ✚ FRANÇAISE

SOCIÉTÉ FRANÇAISE

DE

SECOURS AUX BLESSÉS MILITAIRES

MANUEL

POUR

L'ADMINISTRATION DES HOPITAUX AUXILIAIRES

DU TERRITOIRE

ET DES INFIRMERIES DE GARE

PARIS

19 — RUE MATIGNON — 19

1910

CROIX ROUGE FRANÇAISE

SOCIÉTÉ FRANÇAISE

DE

SECOURS AUX BLESSÉS MILITAIRES

———

MANUEL

POUR

L'ADMINISTRATION DES HOPITAUX AUXILIAIRES

DU TERRITOIRE

ET DES INFIRMERIES DE GARE

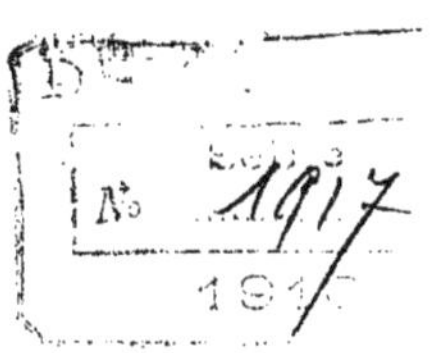

———

PARIS

19 — RUE MATIGNON — 19

—

1910

CROIX ROUGE FRANÇAISE

SOCIÉTÉ FRANÇAISE DE SECOURS AUX BLESSÉS MILITAIRES

MANUEL

POUR L'ADMINISTRATION DES HOPITAUX AUXILIAIRES DU TERRITOIRE

INTRODUCTION

Les règles, concernant le fonctionnement et l'administration des hôpitaux auxiliaires placés sur le territoire, sont éparses dans divers volumes du Bulletin officiel du ministère de la Guerre et, notamment, dans l'instruction sur l'utilisation, en temps de guerre, des ressources du territoire national pour l'hospitalisation des malades et des blessés de l'armée, et dans les règlements sur le service de santé à l'intérieur et en campagne.

Le service intérieur des hôpitaux auxiliaires est fixé par les délégués des sociétés qui doivent, autant que possible, se conformer aux règlements sur le service de santé; le fonctionnement des services de la dépense, du matériel, de la pharmacie-tisanerie est laissé à la libre disposition des sociétés, en se rapprochant autant que possible des prescriptions du règlement sur le service de santé.

Un memento contenant, en quelques pages, l'ensemble des règles insérées au Bulletin officiel du ministère de la Guerre pour le fonctionnement général des hôpitaux auxiliaires, et celles adoptées par les sociétés d'assistance pour l'organisation intérieure de ces mêmes hôpitaux, sera un guide pratique pour le personnel administratif, qui n'aura pas ainsi besoin, pour l'accomplissement de son rôle, de compulser des textes et de les interpréter.

Tous les modèles des imprimés, nécessaires à l'administration de ces hôpitaux, ont été placés à la fin de ce manuel.

TITRE PREMIER

DISPOSITIONS GÉNÉRALES

CONCERNANT

L'ORGANISATION DES HOPITAUX AUXILIAIRES DU TERRITOIRE

But des hôpitaux auxiliaires.

Sur le territoire national, les hôpitaux, créés par les Sociétés d'assistance aux blessés et malades militaires, portent le nom d'*hôpitaux auxiliaires*.

Ils sont installés dans les villes ouvertes ou dans les places fortes.

En principe, les hôpitaux auxiliaires ne doivent pas avoir plus de deux cents lits ni moins de vingt (art. 125 S.S.C.).

Au point de vue de leur destination, ils sont généraux ou spéciaux : les premiers reçoivent à la fois des malades y compris les contagieux et des blessés; les seconds ne traitent que des malades y compris les contagieux, à l'exclusion des blessés, ou bien des blessés seulement ou des convalescents.

Toutefois en cas de nécessité impérieuse les hôpitaux auxiliaires spéciaux doivent recevoir tous les militaires malades ou blessés qui leur seront adressés par le Directeur du service de santé de la région qui en a la surveillance.

Personnel.

Le personnel d'un hôpital auxiliaire se compose :

D'un *administrateur*, directeur responsable, qui peut être secondé par une *dame surveillante générale;*

De *médecins* et *aide-médecins;*

D'un *pharmacien* et d'une *infirmière surveillante de pharmacie;*

D'un *comptable* et de *dames* employées aux écritures ou à la surveillance des divers services administratifs (bureau des entrées, magasin, lingerie, cuisine et dépense);

D'*infirmières surveillantes* de division et d'*infirmières;*

D'*infirmiers militaires ;*
D'un *cuisinier* ou d'une *cuisinière ;*
D'un *concierge ;*
D'*hommes de peine* et de *femmes de charge.*

Locaux.

Le nombre et l'affectation des locaux varient suivant l'importance et la destination des hôpitaux.

A titre d'exemple, on peut citer les locaux suivants :

1° Un local pour le concierge.
2° Une chambre de garde des médecins.
3° Une pièce pour l'infirmière surveillante de garde.
4° Un cabinet pour l'administrateur de l'hôpital.
5° Un bureau pour le comptable.
6° Un magasin pour le matériel.
7° Un bureau des entrées.
8° Un vestiaire pour les entrants.
9° Un magasin pour les effets des malades.
10° Des salles communes de malades ou de blessés.
11° Des salles ou des cabinets d'isolement pour les contagieux.
12° Des salles d'officiers.
13° Des salles de sous-officiers.
14° Des réfectoires à l'usage des malades.
15° Une salle d'opérations et de pansements.
16° Une pharmacie-tisanerie.
17° Une salle de bains.
18° Des locaux pour la boucherie et les approvisionnements de denrées.
19° Un magasin de combustible.
20° Une cuisine.
21° Une lingerie.
22° Un magasin pour le linge sale.
23° Une buanderie avec séchoirs.
24° Des locaux pour la désinfection.
25° Une cave.
26° Des latrines et urinoirs.

Certains locaux peuvent ne pas exister comme ceux de la buanderie et de la désinfection, lorsque ces services sont exécutés par des entrepreneurs (notice n° 7, vol. LXXXIII *bis*).

Journal de mobilisation.

Dès le temps de paix, il existe un journal de mobilisation pour chaque hôpital auxiliaire. Ce journal est en deux expéditions conservées :

Une par le président du comité local.

Une par le directeur de service de santé régional.

Ce document indique la date de l'ouverture de l'hôpital et les opérations à exécuter pour mettre l'hôpital à même de fonctionner.

Il comprend les dix chapitres suivants :

CHAPITRE PREMIER. — Description de l'établissement concédé pour l'installation de l'hôpital auxiliaire.

CHAP. II. — Description de l'établissement modifié en vue du fonctionnement de l'hôpital auxiliaire.

CHAP. III. — Etat nominatif du personnel.

CHAP. IV. — Matériel constitué dès le temps de paix d'une manière effective, par promesses écrites des personnes le possédant, ou par marchés conditionnels. — Matériel à acquérir au moment de la mobilisation.

CHAP. V. — Marchés conditionnels conclus en vue de l'exécution :

1° Des travaux d'adaptation dans l'établissement.

2° Des services du blanchissage et de la désinfection des effets.

CHAP. VI. — Fonds réservés en vue du fonctionnement de l'hôpital à raison de 2 francs par lit et par jour pendant deux mois.

CHAP. VII. — Mouvements à exécuter pour réunir le matériel dans les locaux de l'hôpital.

CHAP. VIII. — Renseignements sur les principales ressources d'alimentation et de chauffage que possède la ville où doit être établi l'hôpital.

CHAP. IX. — Mesures arrêtées en vue du transport des malades depuis la gare la plus voisine jusqu'à l'hôpital.

CHAP. X. — Ouverture de l'hôpital auxiliaire, c'est-à-dire réunion du personnel, commencement des travaux d'adaptation et mesures générales pour l'organisation de l'hôpital.

Les malades ne sont jamais reçus avant le neuvième jour qui suit la mobilisation (vol. LXXXIII *bis*).

Procès verbaux à établir avant l'occupation d'un établissèment.

Si l'établissement occupé par l'hôpital auxiliaire appartient à un particulier, à la commune, au département ou à l'État, un procès-verbal, portant indication de l'état des locaux et estimation contradictoire des objets prêtés, est établi avant l'occupation du dit établissement.

A. — Si l'établissement appartient à un particulier, la société d'assistance arrête, par entente amiable avec le cessionnaire de l'établissement, les mesures à prendre pour apprécier ultérieurement les détériorations subies par les locaux ou les objets affectés au service des malades.

Le procès-verbal de prise des locaux n'est pas prévu par le règlement, mais il sera très prudent d'en établir un en deux expéditions, (la première destinée à la Société, et la seconde au propriétaire) pour le règlement des difficultés futures.

B. — Lorsque l'hôpital auxiliaire est installé dans un établissement appartenant à la commune, le procès-verbal d'inventaire est établi de concert entre le maire ou son délégué et l'administrateur assisté du comptable (1).

C. — Lorsqu'il est installé dans un établissement appartenant au département ou affecté à un des services de ce département, le procès-verbal est établi de concert entre le directeur assisté de l'agent responsable de la garde du matériel, et l'administrateur assisté du comptable (1).

D. — Enfin, lorsqu'il est installé dans un établissement appartenant à l'État, le procès-verbal est établi entre le directeur du service, assisté de l'agent responsable du matériel, et l'administrateur, assisté du comptable (1).

Il est établi trois expéditions de ce procès-verbal dont une est adressée au directeur du service de santé régional, une remise, suivant le cas, au directeur de l'établissement ou au maire de la ville, une conservée par le comptable (art. 79 et 84, vol. LXXXIII *bis*).

(1) L'instruction du 5 mai 1899 (vol. XXXIII *bis*, art. 84) dit que le procès-verbal d'inventaire est établi par le premier comptable pour la Société d'assistance. Dans ce cas, l'administrateur sera considéré comme premier comptable.

État estimatif des détériorations subies par les locaux ou les objets.

Dès que l'ordre de fermeture de l'hôpital auxiliaire est donné, et si l'établissement concédé n'appartient pas à un particulier, ceux qui ont établi le procès-verbal d'inventaire à l'ouverture dressent un état estimatif des détériorations subies tant par les locaux que par les objets prêtés.

Une expédition de cet état est adressée, par la voie hiérarchique, à chacun des ministres intéressés, lesquels déterminent d'un commun accord les indemnités qu'il y aurait lieu de prélever sur les crédits du ministère de la Guerre, au profit des budgets ressortissant aux autres départements ministériels (art. 92, vol. LXXXIII *bis*).

Un état estimatif sera utilement établi entre l'administrateur de l'hôpital et le particulier propriétaire de l'établissement, à moins que ce dernier ne consente, par écrit, à ne formuler, plus tard, aucune réclamation.

Règlement des indemnités.

Les sociétés d'assistance supportent la charge des indemnités à payer aux propriétaires des établissements où elles ont installé des hôpitaux auxiliaires. Le remboursement des indemnités payées de ce fait, pour leur compte, par le service de santé de l'armée, sera poursuivi soit par le directeur du service de santé régional, soit par le ministre de la Guerre (art 102, vol. LXXXIII *bis*).

Les indemnités, qui pourraient être dues aux propriétaires ou aux locataires des établissements appartenant à des particuliers que les sociétés d'assistance ont utilisés pour l'installation des hôpitaux auxiliaires du territoire, sont réglées par entente amiable entre les deux parties intéressées (art. 10, vol. LXXXIII *bis*).

Désinfection et remise en état des locaux.

Les établissements occupés par les hôpitaux auxiliaires ne sont rendus à leur destination normale qu'après désinfection rigoureuse des divers locaux utilisés pour le service des malades ou des blessés. Ces locaux sont remis, en outre, dans leur état primitif, sauf entente contraire intervenue entre les deux parties.

Tous ces travaux sont à la charge des sociétés d'assistance et exécutés par les soins de leurs représentants (art. 103, vol. LXXXIII *bis*).

Exercice du droit de réquisition.

Les sociétés d'assistance assurent en principe, avec les ressources dont elles disposent par elles-mêmes, le fonctionnement des hôpitaux auxiliaires du territoire dont elles ont pris la charge.

En cas de nécessité, le droit de réquisition sera exercé au profit de ces hôpitaux par le directeur du service de santé régional ou ses délégués.

Ce dernier poursuivra ultérieurement, auprès des sociétés d'assistance, le remboursement des prestations requises sur leur demande (art. 85, vol. LXXXIII *bis*).

Dispositions particulières aux places investies.

Si l'hôpital auxiliaire se trouvait dans une place qui viendrait à être assiégée et si les ressources lui faisaient défaut, l'administration de la Guerre pourrait, par exception, lui fournir les denrées et objets reconnus nécessaires.

Ces fournitures seraient délivrées sur demandes ou bons régulièrement établis et visés par le médecin chef de la place, contre remboursement par la société d'assistance dans la limite de ses ressources financières (art. 13, notice n° 15 S.S.C.).

Dispositions spéciales concernant les ports militaires.

Dáns les ports de guerre, le directeur du service de santé de la marine a, sous l'autorité du préfet maritime, les droits d'un directeur du service de santé de l'armée.

Registres et imprimés.

Les registres et imprimés, en usage dans le service de santé et nécessaires aux hôpitaux auxiliaires, seront fournis gratuitement par le service de santé aux délégués qui demeureront chargés d'en faire la répartition aux établissements de leur ressort.

A la fermeture de chaque hôpital auxiliaire les registres, dont la tenue est prescrite par le règlement, seront arrêtés et adressés au directeur du service de santé régional.

Ces registres sont les suivants :
Le registre des entrées,
Le registre des dépôts,
Le registre des effets, objets et armes déposés par les entrants,
Le registre des décès,
Le carnet des successions.

Poste de police et sous-officier de planton.

Le commandement militaire du ressort place dans les hôpitaux auxiliaires importants le personnel militaire (poste de police, sous-officier de planton) nécessaire pour assurer l'ordre, la police et la discipline intérieure (art. 126 S.S.C.).

Comment est réuni le personnel et comment sont annoncées les distributions, les visites et contre-visites.

Au moyen d'une sonnerie de cloche placée le plus souvent auprès de la cuisine.

Conférence annuelle.

Pour assurer le bon fonctionnement de l'hôpital auxiliaire, l'administrateur réunit, en temps de paix, une fois par an, le personnel suivant :
Le médecin chef,
La surveillante générale,
Le comptable,
Les dames et les infirmières surveillantes.
L'organisation de chacun des services de l'hôpital auxiliaire est étudiée en détail.
Les résultats de cette conférence sont consignés dans un rapport qui est adressé au Conseil central avant le 1ᵉʳ mars de chaque année par l'intermédiaire du délégué régional.

TITRE II

ADMINISTRATION

CHAPITRE PREMIER

PERSONNEL

Attributions de l'administrateur.

A la tête de chaque hôpital auxiliaire est placé un délégué de la société de secours qui prend le titre d'administrateur. Son autorité s'étend à toutes les branches du service.

Il règle le service intérieur de l'hôpital (art. 126 S.S.C.).

Il peut s'adjoindre, pour le bon fonctionnement de l'hôpital, une dame à laquelle il délègue une partie de ses attributions. Cette dame prend le titre de dame surveillante générale.

Il s'entend avec les médecins ou chirurgiens pour prendre les mesures d'hygiène nécessaires et notamment pour l'aération, la propreté et le chauffage des salles, la désinfection des locaux et des effets.

Il fixe les jours et heures de visite des malades par les personnes étrangères à l'hôpital.

Il établit et fait afficher, dans les différents locaux de l'hôpital, la consigne des dispositions à prendre en cas d'incendie. (Voir notice 21, page 425 S.S.I.)

Il règle le service du concierge.

Il commande le service de garde des infirmières-surveillantes, des infirmières et des infirmiers.

Il rend compte sur la situation-rapport (modèle 21) établie tous les jours, des événements importants survenus dans les vingt-quatre heures : décès, accidents, incendies, évasions, etc.

Tous les matins, après le service, il réunit dans son bureau les dames et infirmières surveillantes qui lui rendent compte des faits survenus, lui font leurs propositions et reçoivent ses ordres.

Il est chargé de la correspondance de l'hôpital avec l'extérieur. Les lettres adressées à l'autorité militaire se terminent sans aucune formule de politesse.

Rôle du comptable.

Les écritures et la comptabilité de l'hôpital sont tenues par un comptable qui peut avoir sous ses ordres, pour le seconder, un personnel (dames surveillantes et commis) dont le nombre varie suivant l'importance de l'établissement.

Il est plus particulièrement responsable, vis-à-vis de l'Etat, du règlement des successions et des formalités administratives en cas de décès.

Il détient les fonds de l'établissement et solde les factures. Il tient, à cet effet, un registre de caisse des recettes et des dépenses.

Il conserve, dans son coffre-fort, les dépôts de valeurs des malades.

Le service du comptable comprend trois parties :

Le matériel,

La cuisine et la dépense,

Le bureau des entrées.

CHAPITRE II

SERVICE DU MATÉRIEL

Division du service.

Le service du matériel comprend un magasin de matériel et une lingerie.

Magasin.

Afin de pouvoir donner satisfaction le plus rapidement possible aux demandes des divisions de malades, il est nécessaire d'installer un magasin contenant :

1° Les objets de pansement d'un usage courant.

2° Des objets de propreté, d'éclairage, de couture, de vaisselle, etc., tels que : balais, brosses, savon, bougies, fil, aiguilles, etc.

3° Les instruments de chirurgie, les meubles, les ustensiles qui n'ont pas reçu de destination immédiate.

Le dame surveillante chargée du magasin de matériel achète,

au fur et à mesure des besoins, tous les objets nécessaires au fonctionnement de l'hôpital, sauf les denrées alimentaires.

Elle fait réparer ou manutentionner les effets et objets.

Elle fait exécuter les réparations locatives.

Lingerie.

La lingerie se composera généralement de trois locaux :

Un pour le linge sale n'ayant aucune communication avec le reste de la lingerie,

Un pour le linge propre,

Un comme atelier de couture pour la réparation du linge et des effets.

Le linge propre sera bien plié par catégorie d'effets sur les étagères.

La dame surveillante, chargée de la lingerie, tiendra un carnet faisant ressortir le linge sale qu'elle a reçu des divisions de malades et des services, le linge qu'elle a donné à blanchir, le linge propre venant du blanchissage et celui distribué aux divisions et aux services.

Le blanchissage du linge aura généralement lieu en dehors de l'hôpital en vertu d'un marché passé dès le temps de paix.

Le renouvellement du linge de corps des malades étant un élément essentiel pour l'hygiène de l'hôpital, on devra veiller à ce que le blanchisseur rende rapidement le linge qui lui aura été remis.

CHAPITRE III

SERVICE DE LA CUISINE ET DE LA DÉPENSE

Exécution du service.

Ce service est exécuté sous la direction d'une dame surveillante.

Il consiste dans l'achat des denrées nécessaires à l'alimentation des malades et la préparation des repas.

La dame surveillante veille tout particulièrement à la bonne qualité des denrées au moment de leur réception.

Les denrées, qui ne sont point sujettes à une altération rapide, sont constituées à la dépense en un petit approvisionnement. Le pain, la viande et le lait sont commandés la veille pour être livrés le lendemain de bonne heure. Les légumes sont achetés sur le marché ou chez le fournisseur habituel le matin pour le jour même.

Les achats et les commandes sont faits d'après l'effectif des malades de la veille, après déduction du nombre des sortants désignés à la visite du matin et augmentation du nombre probable des entrants.

Il est établi un menu pour toute la semaine. Ce menu est visé par le comptable et signé pour approbation par l'administrateur. Il est envoyé à chaque médecin traitant; il est, en outre, affiché à la salle de garde des médecins et à la cuisine.

La notice n° 17 du règlement sur le service de santé à l'intérieur pourra donner quelques indications très utiles; mais, pour déterminer la différence des régimes, si cela paraît nécessaire, et la quotité des rations, l'avis des médecins traitants et les circonstances variées au milieu desquelles se trouveront placés les hôpitaux auxiliaires seront les meilleurs guides.

Le relevé alimentaire (modèle 28) des malades, établi dans chaque division, est remis à la dépense une heure environ avant le repas du matin.

La personne chargée de la cuisine prépare sa distribution d'aliments par division au moyen de ce document.

La personne chargée de la dépense coupe le pain et le met dans autant de corbeilles qu'il y a de divisions de malades. Elle met le vin dans des seaux également distincts par division. Elle prépare les desserts.

CHAPITRE IV

SERVICE DU BUREAU DES ENTRÉES

§ 1ᵉʳ. — *Entrées.*

Personnel.

Une dame surveillante, secondée par des commis, dirige ce bureau sous la responsabilité du comptable.

Provenance des malades traités.

En règle générale, les malades entrent dans les hôpitaux auxiliaires par évacuation (collective ou individuelle) d'une formation sanitaire de l'armée ou d'un hôpital militaire du territoire. Toutefois les malades et les blessés des troupes de passage y sont reçus directement sur l'ordre du commandement (art. 127 S.S.C.).

Dans les cas urgents, le malade est admis à l'hôpital sur l'invitation du médecin qui l'a visité ou, s'il y a lieu, d'après le certificat du médecin de garde.

Le comptable établit et signe avec le médecin de garde un billet provisoire qui doit être remplacé le lendemain par un billet d'hôpital régulier (art. 205 S.S.I.).

Dispositions concernant les entrées par évacuation.

La feuille d'évacuation (modèle 1) et les livrets individuels, renfermant les billets d'hôpital (modèle 2), sont remis au médecin de garde de l'hôpital auxiliaire par l'officier d'administration ou le sous-officier attaché à l'évacuation, lorsqu'il s'agit d'une évacuation collective, et par le malade lui-même lorsqu'il a été évacué isolément.

Le médecin de garde visite les malades et indique, sur le billet d'hôpital de chacun, la division ou la salle sur laquelle ils doivent être dirigés. Il mentionne ses observations sur la feuille d'évacuation.

Les malades passent ensuite au bureau des entrées.

Dès que l'identité des évacués est vérifiée, le comptable donne récépissé sur la feuille d'évacuation. — L'administrateur de l'hôpital vise cette pièce et la remet au chef de convoi ou l'envoie directement au médecin chef du point de départ (art. 40 S.S.C.).

Dispositions concernant les entrées des malades et blessés de passage.

Les malades et les blessés de passage sont visités par le médecin de garde qui porte sur le billet d'hôpital les inscriptions indiquées précédemment pour les malades évacués.

Ils passent au bureau des entrées où le chef de ce service vérifie si l'ordre d'hospitalisation est régulier. Dans la négative, il est rendu compte au commandement local.

Billet d'hôpital.

On appose sur le billet d'hôpital (modèle 2) le timbre humide indiquant la date d'entrée dans l'établissement.

Le billet d'hôpital se divise en trois parties distinctes ·

La partie médicale,

La partie administrative,

L'inventaire des effets du malade.

Le billet d'hôpital, établi lors de la première entrée d'un malade dans une formation sanitaire, le suit jusqu'à sa sortie définitive (guérison ou décès).

La date de l'entrée et de la sortie sont indiquées successivement dans chaque formation sanitaire, par l'apposition d'un timbre humide dans les cases spécialement réservées à cet effet.

En cas de sortie par guérison, l'homme rapporte son billet au corps. En cas de décès, le billet est renvoyé au corps.

Le billet d'hôpital est attaché à la fin du livret individuel de l'homme. Il n'en est détaché qu'au moment de la sortie définitive (art. 35 S.S.C.).

Registre des entrées.

Les malades sont ensuite inscrits sur le registre des entrées (modèle 3), dont toutes les colonnes sont remplies exactement d'après les indications du billet d'hôpital, de la feuille d'évacuation, du livret individuel, de la plaque d'identité et, à défaut, d'après les renseignements donnés par les malades eux-mêmes (art. 127 S.S.C.).

Si les malades ont de l'argent, des bijoux ou autres valeurs, ils doivent en faire la déclaration. Quand ils n'ont rien à déposer, mention en est faite sur le registre des entrées. Cette mention est signée par les malades ou par deux témoins lorsque les malades ne peuvent ou ne savent signer.

Ce registre est complété par un répertoire destiné à l'inscription des malades non catholiques.

Il se termine par une table alphabétique qui doit être tenue constamment à jour.

Registre des dépôts.

L'argent, les bijoux et autres valeurs sont inscrits sur le registre des dépôts (modèle 5). Il en est délivré un reçu (modèle 5) au malade.

Si, pendant leur séjour à l'hôpital, les malades reçoivent des valeurs, ils doivent en effectuer le dépôt.

Pour éviter des erreurs, aussi bien sur la nature des sommes que sur celle des bijoux et objets précieux, on les place dans un petit paquet en papier portant sur une de ses faces le numéro d'inscription au registre des dépôts, le nom du malade et l'énumération des valeurs déposées.

Dans le courant de la journée, les dépôts sont remis au comptable qui les place dans son coffre-fort.

Acomptes demandés par les malades.

Pendant leur séjour à l'hôpital, les malades peuvent recevoir des acomptes sur les sommes qu'ils ont déposées. A cet effet, un état (modèle 29) visé par l'administrateur est remis au bureau des entrées par l'infirmière surveillante de la division. La dame surveillante du bureau des entrées retire le montant des acomptes auprès du comptable et les remet aux intéressés qui en donnent récépissé sur le reçu de dépôt et sur le registre à souche.

Dépôt et délivrance d'effets au vestiaire.

Les entrants emportent leurs effets et leurs armes dans les hôpitaux (art. 36 S.S.C.) et les déposent au vestiaire. Ces effets et ces armes sont immédiatement inscrits sur le registre des effets, objets et armes déposés par les malades (modèle 6).

Lorsque les malades ont les mains et les pieds lavés, ils reçoivent les effets d'hôpital. Ils sont ensuite conduits dans la division ou la salle désignée par le médecin de garde.

Tous les effets des entrants doivent être désinfectés (art. 212 S.S.I.). Les vêtements de drap, les effets de toile et de coton, les objets en cuir sont réunis en trois ballots distincts pour être désinfectés par les procédés spéciaux à chacun d'eux. A chacun de ces ballots est attaché un numéro en zinc qui est celui correspondant à la case du magasin dans laquelle ils seront placés.

Lorsque la désinfection est faite, l'inventaire des effets, détaché du billet d'hôpital, est épinglé au ballot d'effets, le tout est placé dans la case affectée à l'avance lors de l'entrée du malade.

Dans le magasin aux effets sont installées des étagères contenant autant de cases qu'il y a de lits dans l'hôpital ; ces cases sont numérotées.

Les armes sont placées à part dans le **vestiaire**.

L'état numérique des armes conservées figure sur la situation rapport (modèle 21). Le commandement leur assigne une destination.

Les armes des décédés sont versées au service de l'artillerie, sur l'ordre du commandement local.

Les malades ne doivent pas apporter dans les hôpitaux leurs munitions ni les objets de campement d'un usage collectif. Si ce fait se produit par erreur, les munitions et les objets de campement sont versés, aussitôt que possible, au service compétent ou aux troupes à proximité (art. 36 S.S.C.) selon les ordres du commandement local.

Exceptions concernant les officiers.

Les officiers peuvent conserver dans les salles les effets qu'ils désirent garder et les valeurs dont ils sont porteurs.

Les armes, quelles qu'elles soient, doivent toujours être déposées dans le vestiaire (art. 215 S.S.I.).

§ 2. — *Sorties.*

Formalités concernant les sorties après guérison.

Les malades dont la guérison est achevée ou dont le séjour dans l'établissement n'est plus motivé, sont désignés chaque jour par les médecins traitants pour sortir le lendemain.

Le billet d'hôpital, après avoir été complété à la partie médicale par le médecin traitant, est remis au bureau des entrées.

La partie administrative de cette pièce reçoit l'apposition du timbre humide pour indiquer la date de la sortie.

Le billet d'hôpital est ensuite remis au malade et lui sert de billet de sortie.

Le sortant reçoit ses effets militaires ainsi que les objets et valeurs qu'il a déposés ; il les reconnaît et signe comme décharge sur le registre des effets déposés, et sur le registre des dépôts.

Un état nominatif (modèle 7) des hommes dont la sortie est prescrite pour le lendemain, est adressé, le jour même, au Commandant d'armes (art. 128 S.S.C.).

Le jour de la sortie n'appartient pas à l'hôpital.

§ 3. — *Décès.*

Constatation.

Lorsqu'un décès survient à l'hôpital, le médecin traitant le certifie au verso du billet d'hôpital (partie administrative) ainsi que sa date (en toutes lettres), et la maladie qui l'a occasionné. Ce certificat, signé par le médecin traitant et le comptable, est visé par l'adminisirateur de l'hôpital. Le médecin traitant remplit la partie médicale (art. 282 S.S.I.).

Le décès est mentionné par le médecin traitant dans la colonne d'observations du registre des entrées (art. 292 S.S.I.).

Le jour du décès appartient à l'hôpital (art. 282 S.S.I.).

Avis à donner.

Sur l'ordre de l'administrateur, faisant suite à la demande du médecin traitant, le comptable prévient la famille des malades qui sont en danger de mort.

Cet avis est adressé par le télégraphe au maire de la commune où sont domiciliés les père, mère, tuteur ou proche parent du malade; il est conforme au modèle 9.

Le comptable donne, sans délai, avis du décès à la famille, en envoyant un télégramme (modèle 10) au maire de la commune où sont domiciliés les père, mère, tuteur ou proche parent du décédé.

Ce télégramme est toujours taxé. Il peut être expédié soit par la poste, soit par exprès jusqu'à la localité destinatrice, si celle-ci ne possède pas de bureau télégraphique. En cas d'emploi de l'exprès, il est déposé, au départ, des arrhes dont la liquidation s'opère ultérieurement.

Le comptable donne également et sans délai, avis du décès au commandement local et au corps, chaque fois que c'est possible, au moyen du bulletin modèle 11 (art. 283 S.S.I.).

En cas de décès d'un officier ou assimilé, le ministre est directement informé par télégramme officiel.

Déclaration à l'officier de l'état-civil.

Le comptable adresse, dans les vingt-quatre heures, à l'officier de l'état civil du lieu, une déclaration de décès (modèle 13); la date de l'entrée à l'hôpital et celle du décès y sont inscrites en toutes lettres. Cette déclaration sur laquelle on doit indiquer le numéro matricule du décédé, est certifiée par le médecin traitant, le comptable et l'administrateur. Il n'y est pas fait mention de la cause du décès (art. 284 S.S.I.).

Deux témoins portent la déclaration à l'officier de l'état civil qui constate le décès conformément à la loi.

Si le décédé est mort des suites de blessures reçues sur le champ de bataille, il en est fait mention spéciale sur la déclaration.

Cette mention est formulée dans les mêmes termes au registre des décès tenu à l'hôpital (art. 285 S.S.I.).

Lorsqu'il y a indice de mort violente, il en est rendu compte immédiatement à l'administrateur qui retarde l'inhumation jusqu'au moment où un officier de police judiciaire, assisté d'un docteur en médecine, a dressé procès-verbal de l'état du cadavre, des circonstances relatives au décès, ainsi que de tous les renseignements qu'il est chargé de recueillir conformément à la loi (art. 286 S.S.I.), et où le permis d'inhumer a été donné par le procureur de la République ou son délégué.

Conformément à l'article 85 du Code civil, si le décédé était en état de détention ou frappé de condamnation, il n'est fait aucune mention de ces circonstances sur la déclaration de décès (art. 287 S.S.I.).

Si le décédé avait cessé d'appartenir à l'armée par l'effet d'une condamnation, il est désigné dans la déclaration sous la dénomination d'*ex-militaire*, sans indication de grade.

Registre des décès.

Aussitôt après la déclaration faite à l'officier de l'état civil, le comptable inscrit le décès sur le registre des décès (modèle 8) qui *doit être tenu avec la plus scrupuleuse exactitude*. Ce registre reçoit, de la part du médecin traitant, une annotation signée désignant la maladie ou la blessure qui a occasionné la mort (art. 289 S.S.I.).

Extraits du registre des décès.

Immédiatement après l'inscription du décès sur le registre des décès, il est établi, par le comptable, deux extraits (modèle 14) dudit registre, lesquels après avoir été certifiés par l'administrateur de l'hôpital, sont adressés par le même courrier et sans aucun retard :

Le premier, *sur lequel on n'indique pas la cause du décès*, au maire du dernier domicile du décédé. Si le militaire décédé est né hors de France, ou s'il a sa famille à l'étranger, cet extrait, au lieu d'être adressé au maire du dernier domicile, est envoyé par bordereau spécial au ministre de la Guerre (bureau des archives) qui le transmet au ministre des Affaires étrangères.

Le second, *sur lequel on indique la cause du décès*, au directeur du service de santé régional qui le fait parvenir d'urgence au ministre de la guerre (bureau des archives).

Les extraits du registre des décès servent à constater les décès auprès du ministre de la Guerre et à le mettre en mesure d'apprécier les réclamations que les familles peuvent être dans le cas de lui adresser; mais ils ne sont pas valables auprès des autorités civiles ou des tribunaux.

Le modèle de ces extraits contient, à cet effet, en marge, l'annotation : « délivré à titre de simple renseignement ».

Inhumation.

Les sociétés d'assistance aux blessés et malades militaires sont chargées de faire procéder à leurs frais à l'inhumation des militaires décédés dans les hôpitaux auxiliaires ainsi qu'à la célébration du service mortuaire.

Elles se conforment, autant que possible, aux indications de la notice n° 13, annexée au règlement sur le service de santé à l'intérieur (art. 131 S.S.C.).

Au point de vue de la cérémonie religieuse, elles observent la circulaire ministérielle du 24 janvier 1906, ainsi conçue : « A défaut de volonté exprimée par le défunt, comme dans le cas où il n'existerait pas de famille, ou si la famille ne faisait pas connaître ses intentions, les obsèques seront célébrées conformément au culte auquel appartenait le militaire décédé. »

§ 4. — *Testaments.*

Facilités à donner aux malades désirant tester.

Lorsqu'un militaire, traité dans un hôpital, exprime la volonté de faire des dispositions testamentaires, l'administrateur de l'hôpital est tenu de lui procurer les moyens d'établir, d'une manière régulière, les actes spécifiés au code civil.

Les notaires sont seuls compétents pour recevoir les testaments dans les hôpitaux auxiliaires.

Si un militaire désire faire un testament olographe et demande des renseignements à ce sujet, on peut lui donner le texte de l'article 970 du Code civil ainsi conçu : « Le testament olographe ne sera point valable s'il n'est écrit en entier, daté et signé de la main du testateur; il n'est assujetti à aucune autre forme. »

§ 5. — *Successions.*

Carnet des effets et valeurs trouvés au moment de la mort auprès du décédé (1).

Il est tenu, au bureau des entrées, un carnet (modèle 12) sur lequel sont inventoriés, au moment de la mort, l'argent et les menus objets dont les décédés seraient personnellement porteurs et qui n'auraient pas été l'objet d'un dépôt antérieur.

Il est procédé à cet inventaire par l'infirmière surveillante de la salle, pendant les heures de service du jour, et par l'infirmière surveillante de garde, pendant le service de garde; le résultat en est consigné sur le registre précité par l'infirmière surveillante qui a fait l'inventaire.

Carnet des successions.

Le carnet des successions (modèle 16) est établi au moyen :

1° Du carnet des effets et valeurs trouvés auprès du décédé.

2° Du registre des dépôts.

3° Du registre des effets, objets et armes déposés.

Ce carnet relate dans des chapitres distincts :

1° Les objets, papiers et valeurs dépendant de chaque succession et appartenant aux héritiers;

2° Le compte numérique des effets du service de l'habillement et du campement en dépôt;

3° Le compte numérique des armes en dépôt;

4° Les papiers et valeurs appartenant à l'Etat, à remettre au commandement.

---

(1) Ce registre n'est pas prévu dans le règlement S.S.C., mais il sera très utile. Il existe dans le règlement S.S.I.

Liquidation des successions.

Le comptable établit en double expédition le bordereau (modèle 18) des sommes laissées par les décédés ; il en verse le montant au nom des successions, dans la caisse du Trésor, au titre de la Caisse des dépôts et consignations et retire, pour chaque succession, un récépissé distinct de ces versements.

Les mandats ou bons de poste sont remis à la poste sur un état spécial (modèle 15) au bas duquel est donné récépissé.

Les effets après avoir été désinfectés, les papiers, les valeurs, les récépissés de numéraire, les récépissés de mandats ou bons de poste, etc., sont emballés séparément pour chaque succession et expédiés, par la voie la plus sûre et la plus directe, au bureau de comptabilité et de renseignements. Chaque envoi est accompagné d'un relevé des successions (modèle 17) établi en double expédition, dont l'une est renvoyée à l'employé comptable avec la mention de la prise en charge (art. 111 S.S.C.).

Bureau de comptabilité et de renseignements.

Le bureau de comptabilité et de renseignements, qui est un service placé sous l'autorité immédiate du ministre et chargé d'établir d'office les comptabilités des formations sanitaires ainsi que de centraliser les renseignements à faire parvenir à l'administration centrale, liquide les successions en se conformant au règlement sur le service de santé à l'intérieur (art. 111 et 115 S.S.C.).

L'adresse du bureau de comptabilité et de renseignements sera donnée par le directeur du service de santé régional.

Recommandations sur les soins à apporter au recolement et au règlement des successions.

Le comptable ne perdra pas de vue que la question des successions est très épineuse et peut devenir une source d'ennuis, si un soin scrupuleux ne préside pas au recolement des valeurs et effets des décédés. Un porte-monnaie crasseux, un couteau rouillé sont souvent considérés comme des souvenirs très précieux et réclamés avec insistance.

D'autre part, les héritiers peuvent être brouillés entre eux, le père et la mère divorcés ou séparés, des héritiers auxquels on ne songeait pas peuvent surgir ; on *ne devra donc jamais* adresser directement les successions aux familles, malgré leurs demandes ou leurs supplications.

L'exécution du règlement est la plus sûre des sauvegardes.

L'administrateur de l'hôpital donnera des ordres formels, à ce sujet, au comptable.

Destination des effets et des armes.

Les effets du service de l'habillement et du campement, dont les hôpitaux auxiliaires se trouvent dépositaires par suite de décès, sont versés, après désinfection, dans le magasin le plus proche désigné par le service de l'intendance.

Les armes sont versées au service de l'artillerie.

Les versements d'effets ou armes sont justifiés numériquement par le récépissé des parties prenantes, au bas des factures (modèles 19 et 20) de livraison ou d'expédition (art. 111 S.S.C.).

La facture d'entrée est pour celui qui reçoit, la facture de sortie est pour l'expéditeur.

§ 6. — *Comptabilité en journées.*

Situation journalière des malades.

Tous les matins, la situation-rapport (modèle 21) donnant le mouvement des malades pendant la journée précédente est adressée à l'autorité militaire locale et au directeur du service de santé régional (art. 133 S.S.C.).

États nominatifs de mutation (entrées et sorties).

Tous les cinq jours, le comptable établit les états nominatifs de mutations (modèle 22) des entrées et des sorties, et les adresse directement au bureau de comptabilité et de renseignements (art. 132 S.S.C.).

Compte trimestriel en journées.

Les totaux de la situation-rapport journalière sont reportés chaque jour sur le compte trimestriel en journées (modèle 23) des malades, dont deux expéditions sont adressées au délégué régional à la fin de chaque trimestre (art. 134 S.S.C.).

Décompte et remboursement des frais de traitement.

Au commencement de chaque trimestre, et dès que tous les comptes du trimestre précédent lui sont parvenus, le délégué régional établit une facture trimestrielle (modèle 24) des journées de traitement dans les établissements de la société compris dans le ressort.

Cette facture, établie en deux expéditions, dont une timbrée, est décomptée d'après les bases fixées à l'article 17 du décret portant règlement sur le fonctionnement général des sociétés d'assistance aux blessés et malades des armées de terre et de mer, en date du 19 octobre 1892 (1 franc par journée de malade ou de blessé traité).

Appuyée des deux expéditions des comptes trimestriels certifiées véritables par le délégué régional, elle est adressée au directeur de service de santé régional qui, après vérification, en ordonnance le montant au nom du délégué dûment autorisé, à cet effet, par le Conseil central de la société (art. 135 S.S.C.).

Acomptes mensuels.

Des acomptes mensuels, sur les sommes dues aux sociétés d'assistance, seront payés, si elles en font la demande (art. 89, vol. LXXXIII *bis*).

Dans ce cas, les hôpitaux auxiliaires enverront, à la fin de chaque mois, au délégué régional, deux extraits du compte trimestriel pour le mois écoulé.

Le délégué régional procédera pour les acomptes mensuels comme pour les paiements pour solde trimestriels.

CHAPITRE V

PHARMACIE-TISANERIE

Exécution du service.

Le service de la pharmacie et de la tisanerie est exécuté sous la responsabilité d'un pharmacien.

Une infirmière surveillante peut lui être adjointe.

Cette infirmière surveillante s'occupe plus spécialement de la répartition, par division, des potions préparées et de la distribution des tisanes.

Les factures d'achat de médicaments sont visées pour vérification par le pharmacien, et remises à l'administrateur qui les fait solder par le comptable.

TITRE III

SERVICE DANS LES SALLES
ROLE DE L'INFIRMIÈRE SURVEILLANTE
DANS UNE DIVISION DE MALADES

§ 1ᵉʳ. — *Surveillance générale de la division.*

Attributions de l'infirmière surveillante.

Une infirmière surveillante est placée dans chaque division de malades.

Elle est sous les ordres immédiats du médecin traitant. Elle a autorité sur tout le personnel attaché à la division.

Elle veille à l'exécution de tous les détails du service, pour la propreté, l'entretien du matériel et des locaux, l'aération et le chauffage des salles et les soins à donner aux malades d'après les prescriptions des médecins traitants.

Elle assure le bon ordre dans les salles et l'exécution des consignes.

Elle fait, tous les matins, un rapport particulier (modèle 26) sur le mouvement des malades et sur tout ce qui s'est passé dans le service, pendant les vingt-quatre heures, au médecin traitant, et sur le mouvement des malades seulement au chef de service du bureau des entrées.

§ 2. — *Arrivée d'un malade dans la division.*

Malades et blessés graves.

Les malades et les blessés graves sont transportés directement à leur lit sans passer par le bureau des entrées. Dans ce cas, la dame surveillante du bureau des entrées fait l'inventaire des effets en présence de l'infirmière surveillante de la division et se fait remettre l'argent et les objets précieux par le malade.

Contagieux.

S'il s'agit d'un contagieux, l'infirmière du bureau des entrées le conduit jusqu'à la porte des salles de contagieux, fait appeler l'infirmière surveillante de la division et lui remet le malade. Celle-ci fait l'inventaire des effets et devient responsable de la désinfection du linge et des effets apportés par l'entrant.

Après désinfection, les effets sont remis au vestiaire.

L'infirmière surveillante de la division se fait remettre les bijoux et l'argent par le malade entrant et en fait elle-même le dépôt au bureau des entrées.

Dispositions générales pour les entrants.

Lorsqu'un entrant arrive dans la division, l'infirmière surveillante de la division prend connaissance de la partie médicale du billet d'hôpital et fait placer le malade dans la chambre affectée à son genre de maladie.

Elle le fait visiter par le médecin de garde le plus tôt possible s'il ne l'est déjà.

Le lit est aussitôt préparé.

Si le malade n'a pas changé de vêtements au vestiaire ou si on ne lui a pas lavé les pieds et qu'il n'y ait pas d'ordre contraire du médecin de garde, les infirmières exécutent ces diverses opérations.

Draps d'alèze.

Pour préserver le lit contre les souillures qui peuvent provenir du malade ou des pansements qui lui sont faits, il y a lieu de le munir le plus souvent d'une alèze en tissu imperméable, recouverte d'un drap plié en plusieurs doubles sur sa longueur, et placée en travers du lit à hauteur du siège du malade.

Tisane et aliments des entrants.

Aussitôt que le malade est placé dans son lit, une infirmière se rend à la pharmacie prendre la boisson qui lui sera délivrée sur la présentation d'un bon signé par le médecin de garde. (Modèle 25.)

§ 3. — *Service journalier.*

Avant la visite.

L'aération des salles, le réglage de la température de la salle, la toilette des malades, les travaux d'ordre et de propreté les plus urgents sont faits avant la visite du matin.

Visite des malades.

L'infirmière surveillante est présente à la visite des malades.

Une infirmière tient le cahier de visite (modèle 27). L'infirmière surveillante tient elle-même la liste des bains, des douches et des médicaments pour l'usage externe et prend note des instructions particulières données par le médecin traitant sur la manière de les appliquer.

Cahiers de visite.

Les cahiers de visite (modèle 27) portent les prescriptions et les indications de toute nature données par le médecin traitant. Il est absolument nécessaire qu'ils soient bien tenus pour éviter des erreurs qui pourraient être préjudiciables au malade.

Ces cahiers sont renouvelés tous les mois. Ils comprennent autant de pages qu'il y a de lits dans la division. Il est tenu deux cahiers de visite pour le même mois et la même division, un pour les jours pairs, un pour les jours impairs.

En tête de chaque page figurent les numéros de la salle et du lit, les noms des malades successifs et leurs mutations.

Le diagnostic et toutes les indications importantes sont inscrits dans la colonne d'observations. En passant la visite, le médecin traitant tient à la main le cahier de la veille, tandis que l'infirmière inscrit les prescriptions sur le cahier du jour.

Après la visite.

Après la visite, l'infirmière surveillante veille à l'établissement rapide du relevé des médicaments pour l'usage interne et de celui des aliments (modèle 28). Ces relevés sont aussitôt soumis au visa du médecin traitant et remis à la pharmacie et à la dépense.

Le relevé des médicaments pour l'usage externe et la liste des tisanes sont établis ensuite.

Distributions.

Les médicaments pour l'usage interne sont distribués, par l'infirmière chargée de la tenue du cahier de visite, à l'heure prescrite par le médecin traitant.

Au moment de la distribution des aliments, l'infirmière surveillante réunit le personnel désigné pour ce service et le conduit à la cuisine.

Elle vérifie si tous les aliments portés sur le relevé d'aliments sont bien remis, tant par la dépense que par la cuisine.

Dès que toutes les portions sont comptées, ce qui doit être fait avec diligence, les aliments sont transportés dans la division.

Il est procédé à la distribution et à la répartition exacte des aliments à l'aide du cahier de visite, dont les prescriptions sont lues à haute voix par l'infirmière chargée de la tenue de ce cahier. Les grands malades sont servis dans leur lit. Ceux qui peuvent se lever prennent leur repas, soit sur les tables communes des salles, soit au réfectoire de la division.

Après le repas.

Après les repas, les ustensiles des malades sont emportés à l'office.

La vaisselle des contagieux est toujours lavée dans un office spécial.

Après le repas du matin, sont exécutés les gros travaux de propreté : balayage et cirage des parquets, nettoyage des tables de nuit, etc. Les salles sont mises en très bon état.

Bains.

L'infirmière surveillante donne les ordres nécessaires pour que les bains prescrits à la visite du matin soient pris par les malades. Elle établit la liste nominative de ces derniers avec l'indication des bains ordonnés et la fait remettre au service des bains.

Echange de linge.

Les effets à l'usage des malades sont renouvelés périodiquement :

Les draps de lit, tous les 14 jours.

Les caleçons, tous les 7 jours.

Les chemises,   —

Les cravates,   —

Les bonnets de coton, —

Les chaussettes,   —

Les mouchoirs,   —

Les serviettes,   —

Ces rechanges n'excluent pas ceux qui peuvent être prescrits par les médecins traitants ou commandés par des circonstances particulières.

Les capotes ou vareuses et les pantalons des malades, les tabliers, les sarraux, les torchons, etc., sont changés suivant les besoins.

La distribution du linge propre est faite aux malades, après la visite, sous la direction de l'infirmière surveillante.

Le linge sale, placé dans des récipients ou des cylindres métalliques fermés par un couvercle, ou dans des sacs fermés par une ficelle, est enlevé immédiatement de la salle et porté dans le local de la division affecté à cet usage.

Le linge sale est remis chaque jour au service de la lingerie dans le local spécial réservé à ce service.

L'infirmière surveillante établit deux listes d'échange du linge (modèle 30); l'une est laissée à l'infirmière (ou à la personne) qui reçoit le linge sale, l'autre, signé par cette dernière, est remise à la lingerie et permet d'y toucher la même quantité de linge propre.

La réserve du linge de chaque division est ainsi toujours maintenue au complet.

Le linge qui a servi à un sortant est toujours livré au blanchissage.

Discipline et surveillance intérieure dans les salles des malades.

Tout malade traité est sous la dépendance immédiate de l'administrateur de l'hôpital. Il doit obéir au médecin traitant et à l'infirmière surveillante, en ce qui concerne son traitement et le bon ordre de l'établissement.

Il est défendu aux malades de fumer dans les salles, d'avoir des armes, de se coucher sur les lits avec leurs chaussures, de faire quoi que ce soit qui soit contraire au bon ordre et à la propreté de la salle, ou qui pourrait nuire au repos de leurs camarades. Les jeux à prix d'argent leur sont interdits, ainsi que tout trafic ou échange d'aliments et de vêtements.

Ils ne doivent pas entrer dans la cuisine, la dépense, la pharmacie, les magasins et autres locaux accessoires. Le service des contagieux leur est formellement interdit.

Lorsque des malades méritent une punition, il en est rendu compte par écrit à l'administrateur par l'infirmière surveillante. Ce compte rendu est visé par le médecin traitant. L'administrateur juge s'il doit rendre compte ou non au commandement local sur la situation journalière pour qu'il soit statué.

Il est fait appel à l'autorité du sous-officier de planton ou du chef du poste de police de l'hôpital pour maintenir l'ordre et la discipline, lorsque c'est nécessaire.

Une consigne concernant les obligations des malades est affichée dans chaque salle.

En cas d'évasion d'un malade, l'infirmière surveillante avertit immédiatement le sous-officier de service à l'hôpital et l'administrateur.

Désinfections.

La désinfection des locaux et des effets se fait de la manière indiquée par les médecins de l'hôpital, qui se conformeront autant que possible aux indications données par la notice n° 7 du règlement sur le service de santé à l'intérieur.

Le linge à pansement et le linge provenant de malades atteints d'affections contagieuses sont désinfectés suivant les prescriptions de la circulaire ministérielle du 3 décembre 1907 ainsi conçue :

« Le linge à pansement et le linge provenant de malades atteints « d'affections contagieuses sera, avant d'être transporté à la buan-« derie, placé dans un liquide désinfectant consistant en une solu-« tion de crésyline à 20 p. 1000 (20 grammes de sel par litre « d'eau).

« Le linge souillé devra séjourner vingt-quatre heures dans le

« liquide désinfectant ; il sera ensuite soigneusement exprimé et
« tordu avant d'être soumis au blanchissage.

« La solution de crésyline ayant servi sera versée à l'égoût et
« les baquets l'ayant contenue seront soigneusement nettoyés. »

Acomptes demandés par les malades.

Deux fois par semaine, l'infirmière surveillante établit l'état
nominatif (modèle 29) des malades qui désirent toucher un
acompte sur l'argent qu'ils ont déposé, le fait viser à l'administrateur et le remet au bureau des entrées avec le reçu du dépôt
(modèle 5) de ces malades.

Les acomptes ne doivent pas dépasser 5 francs.

Le chef de service du bureau des entrées fait le nécessaire pour
remettre les acomptes demandés.

Matériel de la division.

L'infirmière surveillante est responsable du matériel proprement dit, c'est-à-dire des objets ayant une longue durée et non
destinés à être consommés à bref délai tels que meubles, instruments de chirurgie, etc.

Pour toucher ou pour réintégrer du matériel proprement dit,
l'infirmière surveillante établit un bon de réception ou de réintégration suivant le cas et le fait viser par le comptable.

Ce matériel est compris sur un carnet-inventaire (modèle 31).
En cas de remplacement d'une infirmière surveillante l'inventaire
du matériel doit être fait et le carnet signé pour prise en charge,
par l'infirmière surveillante qui entre.

Entretien du matériel.

L'infirmière surveillante veille au bon entretien du matériel qui
lui est confié pour l'exécution du service. Lorsqu'elle juge qu'un
objet doit être réparé, elle établit un bon de réintégration pour
réparation, le fait signer au comptable et réintègre ensuite au
magasin l'objet à réparer.

Objets de consommation journalière.

Pour recevoir les objets de consommation journalière (objets
de pansement, brosse, balais, savon, etc.), l'infirmière surveillante établit des bons et les perçoit au magasin.

Bandages herniaires, béquilles et lunettes.

Les bandages herniaires, les béquilles, les lunettes, les genouillères, les bas élastiques et autres objets de même nature sont délivrés gratuitement à titre de première mise ou de remplacement.

Un bon (modèle 32) est établi.

Les appareils prothétiques ne pourront être délivrés qu'après autorisation du ministre de la Guerre, sur le vu d'une demande spéciale faite par le directeur du service de santé.

§ 4. — *Sortie des malades.*

Formalités pour les sorties après guérison.

Le médecin traitant désigne, à la visite du matin, les malades qu'il juge aptes à reprendre le service ou dont le séjour à l'hôpital n'est plus motivé, et qui doivent, en conséquence, sortir le lendemain.

Mention en est faite sur les deux cahiers de visite qui sont aussitôt arrêtés par le visa du médecin traitant.

Le médecin traitant inscrit, à la partie médicale du billet d'hôpital, la date de la sortie, le diagnostic définitif de la maladie et le mode de terminaison (guérison, envoi dans un dépôt d'éclopés, aux eaux minérales, etc.), les opérations pratiquées, ainsi que les autres faits qu'il importe au médecin du corps de connaître ; il indique également si le sortant est hors d'état de remplir momentanément les obligations de son service ; il appose sa signature à la suite de ces indications.

Il est donné un bain aux malades avant leur sortie de l'hôpital.

Ce bain est, autant que possible, pris le matin même de la sortie par les contagieux.

Les sortants sont envoyés au bureau des entrées pour y recevoir les valeurs, les effets et les armes qu'ils ont déposés. On évitera de faire donner les valeurs et objets précieux aux malades la veille de la sortie.

§ 5. — *Décès.*

Transport du corps. — Inventaire.

Quand un malade meurt, l'infirmière surveillante prévient immédiatement le médecin de garde qui constate lui-même le décès et fait transporter le corps, *muni de sa plaque d'identité*, dans la salle des morts.

Pour le transport du corps à la salle mortuaire, l'infirmière surveillante veille à ce que l'itinéraire tracé par l'administrateur de l'hôpital soit exactement suivi.

Tous les objets, appartenant au décédé et en sa possession au moment de sa mort, sont inventoriés par l'infirmière surveillante et remis par elle au comptable.

Elle signe le résultat de cet inventaire sur le registre spécial (modèle 12) déposé au bureau des entrées.

Le médecin traitant complète la partie médicale du billet d'hôpital.

§ 6. — *Infirmière surveillante de garde.*

Attributions.

Lorsque l'administrateur [de l'hôpital le juge nécessaire, il est établi un tour de garde entre toutes les infirmières surveillantes qui prennent le titre, en dehors des heures de service, d'*infirmières surveillantes de garde.*

Pendant la nuit, l'infirmière surveillante de garde remplace les infirmières surveillantes des divisions. Elle fait des rondes fréquentes dans les salles.

Elle fait le matin à l'administrateur de l'hôpital un rapport succinct sur les faits qu'elle croit devoir signaler.

TITRE IV

SERVICE DU VAGUEMESTRE

Ce service consiste à retirer de la poste les lettres, mandats, bons de poste ou paquets adressés aux malades et au personnel de l'hôpital et à en faire immédiatement la distribution.

Il est assuré par le concierge dans les hôpitaux de 20 à 49 lits et dans les autres par une dame surveillante.

Une commission est délivrée par le comptable et visée par l'administrateur.

Le vaguemestre est toujours porteur d'un registre sur lequel sont inscrits : 1e tous les mandats présentés au paiement et tous les chargements reçus de la poste.

2° tous les chargements que le vaguemestre fait pour les malades ou pour le service.

TITRE V

INFIRMERIES DE GARE

Leur fonctionnement est fixé par l'instruction du 30 mai 1904, qui donne également la composition des repas pendant les transports d'évacuation par les voies ferrées.

Toutes les formalités en cas d'entrée, de sortie et de décès sont les mêmes que dans les hôpitaux auxiliaires.

Mêmes registres à tenir et mêmes pièces à produire.

D'après l'article 53 de l'instruction précitée, le premier approvisionnement de denrées alimentaires devra être rendu, à pied d'œuvre, la veille du jour fixé pour l'entrée en fonctionnement de l'infirmerie.

Ce jour est indiqué sur les consignes spéciales conservées au Conseil central et qui seront adressées en cas de mobilisation à chaque président de Comité qui a charge d'une infirmerie de gare.

Le pain, la viande, les légumes et autres denrées altérables seront achetés au fur et à mesure des besoins.

On pourra au contraire constituer un approvisionnement pour une consommation approximative d'une quinzaine de jours pour les denrées ci-après qui se conservent :

Chocolat.....................	30	kilog.
Café torréfié.................	20	—
Sucre.......................	20	—
Fromage de gruyère.........	60	—
Liébig......................	10	—
Biscuits....................	24	douzaines.
OEufs......................	200	
Bon vin ordinaire...........	2	barriques.

Dans les infirmeries de gare le prix de remboursement de la journée de traitement est le même que dans les hôpitaux auxiliaires, c'est-à-dire un franc.

Chaque repas distribué donne également lieu à un remboursement de 25 centimes.

MODÈLES

MODÈLE Nº 70.

Art. 304, 311 et 315
du Règlement et Notice nº 10.

• CORPS D'ARMÉE
ou
GOUVERNEMENT MILITAIRE

d_______________

PLACE

d_______________

*Nombre d'infirmiers
attachés à l'évacuation.*

Infirmiers-majors..
Infirmiers-soldats..
TOTAL....

*Force de l'escorte fournie
par le régiment d*

Officiers ....
Sous-Officiers.....
Soldats..........
TOTAL....

(1) Noms et grades des
officiers du corps de santé et
d'administration.

Modèle nº 1 du Manuel,   Nº 225 J de la Nomenclature.

SERVICE DE SANTÉ

FEUILLE D'ÉVACUATION

DE L'HOPITAL__________ d_______________

SUR L'HOPITAL__________ d_______________

*ÉTAT NOMINATIF des malades évacués le ___________
______de l'hôpital__________ d_______________
sur l'hôpital__________ d_______________conformé-
ment aux ordres de M. le Directeur du service de santé
du___ ° corps d'armée, en date du_______________
et sous la conduite de MM. (1)_______________*

| NUMEROS | | DESIGNATION | NUMEROS | | NOMS | GRADES | DATE | GENRE | MUTATIONS |
| D'ORDRE | MATRICULES | DU CORPS | du BATAILLON | de la COMPAGNIE | | | DE L'ENTRÉE à l'hôpital | DE MALADIE et RENSEIGNEMENTS MÉDICAUX sur la position des malades | ou ÉVÉNEMENTS survenus pendant la route |
1	2	3	4	5	6	7	8	9	10

La présente feuille comprend_______________________________________ malades
ou blessés évacués, cejourd'hui,_______________________________ , a ___________
la distribution des aliments du_______________________________________

A_________________________, le_____________________________19_____.

L'Officier d'administration___________gestionnaire,

Vu et CERTIFIÉ :

Le Médecin chef,

HOPITAL_______________d_______________________

Reçu au nombre de_______________les malades ou blessés dénommés sur le
présent état et entrés à l'hôpital, cejourd'hui_______________________ , a___________
la distribution des aliments du_______________________________________

A_________________________, le_____________________________19_____.

Le comptable,

Vu et CERTIFIÉ :

L'administrateur,

OBSERVATIONS DU MÉDECIN

A _________________________, le_____________________________19_____.

Onglet servant à fixer le billet à gauche du Livret individuel
Modèle n° 44. (Art. 203, 204 et 212 du Règlement.) N° 221 D de la Nomenclature. — 903-140-1907.

Modèle n° 2 du Manuel.

CERTIFICAT DE VISITE

(1) ________________

sera admis à l'hôpital étant atteint de :

1° Indication de la blessure ou de la maladie.

2° Moyens curatifs déjà employés.

3° Observations générales.

A __________, le __________ 19 ___.

Le Médecin-Major,

OBSERVATIONS DU MÉDECIN TRAITANT AU MOMENT DE LA SORTIE (Diagnostic, traitement, etc.)	SIGNATURE du MÉDECIN TRAITANT et date de la sortie

(1) Grade, nom, prénoms, corps ou services.

SANTE   DE   SERVICE

BILLET D'HOPITAL
concernant

Nom (2) ________________
Prénoms ________________
Grade ________________
Corps ________________
____ B^{on} ____ Cie, N° matricule ________________
Né le ____________ 18 ____, à ________
canton d ____________, dép^t de ________
Fils de ____________ et de ________
domiciliés à ________________
canton de ____________, dép^t de ________
Domicilié de droit à ________________
canton d ____________, dép^t de ________
Marié à D ________________
actuellement domiciliée à ________________
canton de ____________, dép^t de ________
A __________, le (1) ____________ 19 ___.

Vu :   *Le Capitaine commandant,*
Le Major,

(1) Date en toutes lettres.

CASES DESTINÉES A L'APPOSITION DU TIMBRE HUMIDE INDIQUANT

LA DATE DE L'**ENTRÉE**	LA DATE DE LA **SORTIE**
N° ____ d'enregistrement à l'hôpital.	

(2) En gros caractères.

INVENTAIRE DES EFFETS

MATRICULE N° ____

CASE N° ____

Corps ________________
(3) ________________

Entré le ____________ 19 ____

HABILLEMENT		PETIT ÉQUIPEMENT	
Capote	—	Bas ou chaussettes (Paire de)	—
Ceinture de flanelle	—	Bottes (Paire de)	—
Dolman	—	Bretelles de pantalon (Paire de)	—
Epaulettes (Paire d')	—	Brodequins (Paire de)	—
Pantalon de drap	—	Caleçons	—
— de toile	—	Calottes	—
Tunique	—	Chemises	—
Veste	—	Cravate	—
Képi	—	Gamelle	—
		Gants (Paire de)	—
		Guêtres de cuir (Paire de)	—
GRAND ÉQUIPEMENT		Guêtres de toile (Paire de)	—
Bretelle	—	Mouchoirs	—
Cartouchière	—	Musette	—
Casque	—	Pompon	—
Ceinturon	—	Quart	—
Giberne	—	Sac de petite monture	—
Havresac	—	Souliers (Paire de)	—
Portemanteau	—	Tricot	—
Schako	—	Trousse	—
ARMEMENT			
Fusil ou carabine n°	—		
Nécessaire d'armes n°	—		
Revolver n°	—		
Sabre	—		

Le Malade entrant, ____________ *chargé du vestiaire*

(3) Grade, nom et prénoms.

NOTA. — Après l'accomplissement des formalités d'admission, la 1re partie est détachée par le médecin de garde pour être remise au médecin traitant. La 2e partie est maintenue au milieu de la planchette placée à la tête du lit au moyen de petits clous à la tête large appelés « punaises » qui sont fixés aux quatre coins du billet. La 3e partie est fixée au sac ou au paquet contenant les effets du malade entrant.
En cas d'évacuation, le billet d'hôpital suit le malade.
Dans le service en campagne, la 3e partie ne sera remplie qu'au moment de l'arrivée du malade dans un établissement de l'intérieur.

<table>
<tr><td>

ORDRE DE VISITE
pour les officiers sans troupe, les isolés, etc.

M. _______________________
médecin est_______________ invité à visiter
(1) _______________________
____

et à déclarer s'il est dans le cas d'entrer à l'hôpital et quels sont les motifs de son admission.

A_______ le_______ 19__

Le Commandant d'armes,

INDICATIONS SPÉCIALES

Anciens militaires traités en exécution de la loi du 12 juillet 1873 et militaires pensionnés ou réformés. (A remplir par le Commandant d'armes.)

Domicilié à_______________________
canton de___________, dépt d_________
titulaire d'une pension de retraite de_____ sous le n°_____
ou
d'un traitement de réforme de_____________
ou
d'une gratification de réforme de_________

(1) Grade, nom, prénoms, corps ou service.

</td><td>

CASES DESTINÉES A L'APPOSITION DU TIMBRE HUMIDE INDIQUANT

LA DATE DE L'ENTRÉE	LA DATE DE LA SORTIE
N° _____ d'enregistrement à l'hôpital.	
N° _____ d'enregistrement à l'hôpital.	
N° _____ d'enregistrement à l'hôpital.	
N° _____ d'enregistrement à l'hôpital.	
N° _____ d'enregistrement à l'hôpital.	

</td><td>

OBSERVATIONS DU MÉDECIN TRAITANT AU MOMENT DE LA SORTIE (Diagnostic, traitement, etc.)	SIGNATURE du MÉDECIN TRAITANT et date de la sortie

</td></tr>
</table>

— 43 —

Modèle n° 3 du Manuel   N° 225 K de la Nomenclature.

Modèle n° 111.

Art. 208 et notice n° 10
du Règlement.

CORPS D'ARMÉE
ou
GOUVERNEMENT MILITAIRE
de________________

PLACE   (1)
de ________________

(1) Désigner l'établissement.

SERVICE DE SANTÉ

REGISTRE DES ENTRÉES DES MALADES

Le présent registre contenant________feuillets, celui-ci et le dernier compris, a été coté et parafé par nous, administrateur du dit établissement.

A________________, le________________19____ .

INSTRUCTION

Le registre des entrées reçoit l'inscription successive de tous les malades entrants dans leur ordre d'admission et sans distinction de grade ni de corps ; les décès y sont relatés.

Si le malade a de l'argent, des bijoux ou autres valeurs, il doit en faire la déclaration au bureau des entrées. Quand le malade n'a rien à déposer, mention en est faite au présent registre (col. 15) cette mention est signée par le malade ou par deux témoins lorsque l'intéressé ne peut ou ne sait signer.

Ce registre est tenu sans intercalations, ni surchages ; il est complété par un répertoire destiné à l'inscription des malades non catholiques, ceux de ces malades restant en traitement au moment de la clôture du présent registre sont reportés sur le registre subséquent jusqu'à leur sortie de l'hôpilal.

Le registre des entrées se ferme par une table alphabétique qui doit être tenu constamment à jour.

Nota. — Le registre des entrées des malades est conservé indéfiniment dans les archives de l'établissement (art. 512 du règlement).

NUMEROS			DÉSIGNATION	NOMS	GRADES	GENRE DE MALADIE	SALLE	N° DU LIT	DATES			NATURE DE LA SORTIE (A)	PLAQUE D'IDENTITÉ des sous-officiers et soldats	DÉCLARATION ET ÉMARGEMENT des malades n'ayant rien à déposer lors de l'entrée à l'hôpital	ADRESSE DES MALADES au dernier domicile des parents ou de la personne à prévenir en cas d'événement grave.	OBSERVATIONS
D'ORDRE	DU REGISTRE DES DÉPÔTS	MATRICULE	1° du corps; 2° du bataillon ou escadron; 3° de la compagnie ou batterie.	(en gros caractères) ET PRÉNOMS					DE L'ENTRÉE	DE LA SORTIE	DU DÉCÈS		1° *Classe de recrutement.* 2° *Subdivision de région.* 3° *Département*		1° Commune (rue et numéro s'il y a lieu); 2° Canton; 3° Département; 4° Nom de la personne si ce nom n'est pas le même que celui du malade.	(A) On indiquera par l'une des lettres G, C, R, E ou O les sorties après *guérison,* par *convalescence,* par *réforme,* par *évacuation* ou pour *ordre.*
1	2	3	4	5	6	7	8	9	10	11	12	13	14	15	16	17
			° { bataillon ou escadron. } — ° { comp^ie ou batter^ie. }													
			° { bataillon ou escadron. } — ° { comp^ie ou batter^ie. }													
			° { bataillon ou escadron. } — ° { comp^ie ou batter^ie. }													
			° { bataillon ou escadron. } — ° { comp^ie ou batter^ie. }													
			° { bataillon ou escadron. } — ° { comp^ie ou batter^ie. }													
			° { bataillon ou escadron. } — ° { comp^ie ou batter^ie. }													
			° { bataillon ou escadron. } — ° { comp^ie ou batter^ie. }													
			° { bataillon ou escadron. } — ° { comp^ie ou batter^ie. }													
			° { bataillon ou escadron. } — ° { comp^ie ou batter^ie. }													
			° { bataillon ou escadron. } — ° { comp^ie ou batter^ie. }													

II. INSCRIPTION DES MILITAIRES NON CATHOLIQUES

N° 225 KK de la Nomenclature.

NUMÉROS AU REGISTRE DES ENTRÉES	NOMS	DÉSIGNATION PAR LE CHIFFRE 1 DES — Protestants				INDICATION			NUMÉROS AU REGISTRE DES ENTRÉES	NOMS	DÉSIGNATION PAR LE CHIFFRE 1 DES — Protestants				INDICATION		
		Luthériens	Calvinistes	Israélites	Musulmans	DE LA DIVISION	DE LA SALLE	DU NUMÉRO DU LIT			Luthériens	Calvinistes	Israélites	Musulmans	DE LA DIVISION	DE LA SALLE	DU NUMÉRO DU LIT

TABLE ALPHABÉTIQUE

NOMS	Nᵒˢ des PAGES	NOMS	Nᵒˢ des PAGES	NOMS	Nᵒˢ des PAGES

MODÈLE n° 48.

Art. 211-267 et notice n° 10
du Règlement.

CORPS D'ARMÉE
ou
GOUVERNEMENT MILITAIRE
de

PLACE
de

(1) Désigner l'établissement.

Modèle n° 4 du Manuel. N° 230 B de la Nomenclature.

SERVICE DE SANTÉ

(1)

REGISTRE DES DÉPOTS

Le présent registre contenant __________ feuillets, celui-ci et le dernier compris, a été coté et paraphé par nous, administrateur du dit établissement.

A __________, le __________ 19—.

INSTRUCTION

1° Si le malade entrant à l'hôpital a de l'argent, des bijoux ou d'autres valeurs, il doit en faire la déclaration au bureau des entrées, qui les inscrit sur le registre des dépôts et en délivre immédiatement au malade un reçu particulier (modèle n° 47) signé par l'officier d'administration gestionnaire.

2° Quand le malade n'a rien à déposer mention en est faite au registre des entrées (modèle n° 111). Cette déclaration est signée par le malade ou par deux témoins, lorsque celui-ci ne peut ou ne sait signer ;

3° Si le malade reçoit des valeurs pendant son séjour à l'hôpital il doit en effectuer immédiatement le dépôt ;

4° Les acomptes successifs sur l'argent déposé qui peuvent être mis à un malade, conformément aux dispositions de l'article 211 du règlement, sont inscrits sur le présent registre ainsi que sur le reçu particulier; le malade signe en regard de chaque inscription. Toutefois si le déposant appartient à la catégorie des contagieux, le récepissé des acomptes ainsi délivrés est signé, sur le registre des dépôts, par l'infirmière surveillante qui demeure chargée d'en faire immédiatement la remise à l'intéressé ;

5° Lors de la sortie, les valeurs sont rendues au malade qui en donne décharge sur le registre des dépôts, et rend le reçu (modèle n° 47) ;

6° En cas de décès, on fait connaître le numéro d'ordre du registre des successions (modèle n° 101) ou le dépôt a été reporté.

Nota. — Le registre est conservé pendant dix années après son versement aux archives (art. 512 du règlement).

NUMÉROS		NOMS	GRADES	DÉSIGNATION		DATES			
D'ORDRE	DU REGISTRE des entrées	(en gros caractères) ET PRÉNOMS		DU CORPS OU SERVICE	ESCADRON COMPAGNIE OU BATTERIE	DE L'ENTRÉE à l'hôpital	DES DÉPÔTS	DE LA SORTIE de l'hôpital	DU DÉCÈS

DÉTAIL des DÉPÔTS EFFECTUÉS	ÉMARGEMENT du comptable	DATES de la remise des acomptes ou des dépôts	REÇU DES ACOMPTES OU DES DÉPOTS ou destination qui a été donné à ces derniers

Modèle n° 47.

Modèle n° 5 du Manuel.

N° 230 E de la Nomenclature.

Art. 211 du règlement.

N°

DU REGISTRE DES DÉPÔTS

(1) Désigner l'établissement.
(2) Grade, nom, prénoms, corps *ou* service.

SERVICE DE SANTÉ

HOPITAL [1]

RECU en dépôt d (2)

DATE DES DÉPÔTS SUCCESSIFS	INDICATION DE LA NATURE DES DÉPOTS			ÉMARGEMENT DU COMPTABLE	REMISE DES ACOMPTES		
	ARGENT	VALEURS OU BIJOUX	OBJETS DIVERS		DATE	MONTANT DES ACOMPTES	ÉMARGEMENT DU MALADE

NOTA. — En ce qui concerne les malades appartenant à la catégorie des contagieux, chaque dépôt effectué donne lieu à la délivrance d'un nouveau reçu particulier.

MODÈLE n° 49. Modèle n° 6 du Manuel. N° 230 C de la Nomenclature.

Art. 212-267, 451 et 452
et notice n° 10 du Règlement.

CORPS D'ARMÉE
ou
GOUVERNEMENT MILITAIRE
de ______________________

PLACE
de ______________________

(1) Désigner l'établissement

(1)

SERVICE DE SANTÉ

REGISTRE

DES EFFETS, OBJETS ET ARMES DÉPOSÉS PAR LES MALADES

Le présent registre contenant______________feuillets, a été coté et parafé par nous, administrateur du dit établissement.

A______________________, le______________________19____.

Nota. — Les effets, objets et armes dont les entrants sont porteurs sont immédiatement inscrit sur ce registre. Tous les effets et vêtements, sans exception, sont désinfectés avant d'être mis en magasin; le linge est mis à part pour être blanchi avant d'être réuni aux autres effets.

NUMÉROS			DÉSIGNA-TION	NOMS	GRADES	DATES			HABILLEMENT															GRAND					ÉQUIPEMENT							ARMEMENT						PETIT ÉQUIPEMENT																										DESTI-NA-TION	OBSERVATIONS
du REGISTRE DES ENTRÉES	MATRICULE	de LA CASE	DU CORPS			de L'ENTRÉE	de LA SORTIE	DU DÉCÈS	CAPOTE OU MANTEAU	CEINTURE DE FLANELLE	DOLMAN	ÉPAULETTES	PANTALON DE DRAP	PANTALON DE TOILE	TUNIQUE	VESTE				KÉPI				BRETELLE DE FUSIL	CARTOUCHIÈRE	CASQUE	CEINTURON	GIBERNE	HAVRESAC	PORTEMANTEAU						FUSIL OU CARABINE	NÉCESSAIRE D'ARMES	REVOLVER	SABRE			BAS OU CHAUSSETTES (Paires)	BOTTES (Paires)	BRETELLES (Paires)	BRODEQUINS (Paires)	CALEÇONS	CALOTTES	CEINTURES	CRAVATES OU COLS	GAMELLES	GANTS (Paires)	GUÊTRES DE CUIR (Paires)	GUÊTRES DE TOILE (Paires)	MOUCHOIRS	MUSETTES	POMPON	QUART	SAC DE PETITE MONTURE	SOULIERS (Paires)	TRICOT	TROUSSE					DONNÉE aux effets et armes. — (Indiquer la date de la remise ou de l'expédition.)	ÉMARGEMENT
1	2	3	4	5	6	7	8	9	10	11	12	13	14	15	16	17	18	19	20	21	22	23	24	25	26	27	28	29	30	31	32	33	34	35	36	37	38	39	40	41	42	43	44	45	46	47	48	49	50	51	52	53	54	55	56	57	58	59	60	61	62	63	64	65	66	67	68

Modèle n° 61.

CORPS D'ARMÉE
ou
GOUVERNEMENT
MILITAIRE

d————————

PLACE
de————————

(1) Désigner le corps.

Modèle n° 7 du Manuel

Art. 265 du Règlement

SERVICE DE SANTÉ

HOPITAL————————

(1)————————————————————

ÉTAT NOMINATIF des militaires appartenant au corps ci-dessus qui ont été désignés, à la visite du matin, pour sortir le lendemain, et qu'un fourrier doit venir prendre à —heures du matin.

NUMÉROS MATRICULES	NOMS	GRADES	OBSERVATIONS
1	2	3	4

Vu : A ————————, le ———————— 19—.

L'Administrateur,   *Le Comptable,*

MODÈLE n° 67.   **Modèle n° 8 du Manuel**   N° 225 G de la Nomenclature.

Art. 289-294-317-473 et 532
du Règlement.

CORPS D'ARMÉE
ou
GOUVERNEMENT MILITAIRE

d________________

PLACE

d________________

(1) Désigner l'établissement.

(1)

REGISTRE DE DÉCÈS

SERVICE DE SANTÉ

Le présent registre contenant________________feuillets, celui-ci et le dernier compris, a été coté et parafé par nous, administrateur du dit établissement.

A________________, le ________________19____.

Nota. — Ce registre doit se fermer par une table alphabétique qui sera établie par l'adjonction, en nombre suffisant d'intercalaires.

NUMÉROS			DÉSIGNATION			NOMS et PRÉNOMS	GRADES	DATE de la naissance	LIEUX de naissance cantons et départements	NOMS et domicile des pères et mères des militaires décédés	DATES		1° GENRE DES MALADIES OU BLESSURES — 2° ÉMARGEMENT DU MÉDECIN TRAITANT	OBSERVATIONS
D'ORDRE	du registre d'entrée à l'hôpital	de la matricule du corps	du corps	du bataillon ou escadron	de la compagnie ou batterie						de l'entrée à l'hôpital	et heure de la mort		
									né à canton d département d	Fils d et d domiciliés à canton d département d Marié à domicilié à canton d département d			Le Médecin-Traitant :	

N° 225 GGG de la Nomenclature.

TABLE ALPHABÉTIQUE					
NOMS	NUMÉROS		NOMS	NUMÉROS	
	d'ordre	du feuillet		d'ordre	du feuillet

Modèle Nº 64 bis.   **Modèle nº 9 du Manuel**   Nº 225 EE de la Nomenclature.

Art. 280 *bis* du Règlement.

• CORPS D'ARMÉE
ou
GOUVERNEMENT MILITAIRE

d________________

PLACE   (1)

d________________

(1) Désigner l'établissement.

SERVICE DE SANTÉ

AVIS TÉLÉGRAPHIQUE DE MALADIE GRAVE

Maire (1)

(2)

traité hôpital (3)

donne graves inquiétudes.

Informez famille (4)

(5)

597-167-1908.

(1) Indiquer la commune et le département sans article.
(2) Nom, prénoms, grade et corps ou établissement auquel appartient le militaire malade.
(3) Indiquer l'établissement sans article.
(4) Adresse de la famille à   rue   nº
(5) Nom de l'expéditeur.

MODÈLE N° 65.

Art. 66 et 233 du Règlement.

•CORPS D'ARMÉE
ou
GOUVERNEMENT MILITAIRE
d_______________
PLACE

Modèle n° 10 du Manuel   N° 225 E de la Nomenclature.

SERVICE DE SANTÉ

HÔPITAL

AVIS TÉLÉGRAPHIQUE D'UN DÉCÈS

Maire (1)

(2)

décédé hôpital (3)

Inhumation (4)   heure (5)

Informez famille.

(6)

850-167-960

---

(1) Indiquer la commune et le département sans article.

(2) Nom, prénoms, grade et corps ou établissement auquel appartient le militaire décédé.

(3) Indiquer l'établissement sans article. — Indiquer la date sans mettre l'article *le* et supprimer le millésime.

(4) Date sans article et sans millésime.

(5) Sans article.

(6) Nom de l'expéditeur.

CORPS D'ARMÉE
ou
GOUVERNEMENT MILITAIRE
de —————————

PLACE
de —————————

Modèle n° 11 du Manuel.

N° 223 de la Nomenclature.

SERVICE DE SANTÉ

BULLETIN { D'ADMISSION A / DE SORTIE DE { L'HOPITAL DE —————————

Exécution de l'article 283 du Règlement sur le Service de Santé.

NUMÉRO MATRICULE	NOMS ET PRÉNOMS	GRADES	DÉSIGNATION DU CORPS	DÉSIGNATION DU BATAILLON ou escadron	DÉSIGNATION DE LA COMPAGNIE ou batterie	POSITION DU MILITAIRE	DÉSIGNATION DE LA MALADIE	DATES (en toutes lettres) DE L'ENTRÉE à l'hôpital	DATES (en toutes lettres) DE LA SORTIE de l'hôpital ou du décès	OBSERVATIONS — Indiquer pour les anciens militaires la qualité et le numéro d'inscription de la pension de retraite ou le montant du traitement ou de la gratification de réforme.
1	2	3	4	5	6	7	8	9	10	11

Vu :
L'Administrateur.

A —————————, le ————————— 19 —.
Le Comptable,

Modèle no 12 du Manuel.   No 230 de la Nomenclature.

Modèle n° 100.

Art. 455 du Règlement
et notice n° 10.

CORPS D'ARMÉE

ou

GOUVERNEMENT MILITAIRE

d________________

PLACE

d________________

(1) Désigner l'établissement.

(1)

SERVICE DE SANTÉ

CARNET
DES INVENTAIRES DES VALEURS ET DES EFFETS
TROUVÉS AU LIT DES DÉCÉDÉS

Le présent carnet contenant_________feuillets a été coté et parafé par nous, administrateur du dit établissement.

A________________, le________________19____

INSTRUCTIONS

Le comptable tient le présent carnet sur lequel sont inventoriés, au moment de la mort, l'argent et les menus objets dont les décédés seraient personnellement porteurs et qui n'auraient pes été l'objet d'un dépôt antérieur.

Il est procédé à ces inventaires par l'infirmière surveillante de la division.

Numéro d'ordre
Noms et prénoms du décédé.

CORPS	NUMÉROS		NUMÉROS		DATES		DIVISION	NUMÉROS	
	du bataillon ou de l'escadron	de la compagnie ou batterie	du registre des effets	du registre des dépôts	de l'entrée à l'hôpital	et heure du décès	des MALADES	de la salle	du lit

BIJOUX OU VALEURS TROUVÉS AU DÉCÈS	EFFETS

Vu et transcrit au registre
des effets et objets laissés par les décédés

L'infirmière-surveillante de la division,   *Le comptable,*

68

Modèle n° 14 du Manuel   N° 225 H de la Nomenclature.

SERVICE DE SANTÉ

(1)________________________________

EXTRAIT DU REGISTRE DES DÉCÈS
(Délivré à titre de simple renseignement.)

Nous soussigné (2)________________________

____

comptable, certifions qu'il résulte du registre des décès dudit hôpital que (3)________________

____

____

immatriculé sous le numéro (4)________________

____

né le________________

à________________ canton d________________

département d________________

fils d________________ et de________________

domiciliés à________________ canton d________________

département d________________

marié à (5)________________ domiciliée à________________

canton d________________ département d________________

est décédé (6)________________ le________________

à________________ heure— du________________

(7) ____

Fait________________ à, le________________ 19—.

Le comptable,

Nous, administrateur dudit établissement, certifions que la signature ci-dessus est celle de M. ________________ susqualifié, et que foi doit y être ajoutée.

Fait à________________, le________________ 19—.

NOTA. Le présent extrait a été établi en double expédition, dont une a été adressée à M. le Maire de la commune d________________, canton d________________ département d________________, le________________ 19—, et l'autre à M. le Ministre de la guerre (Bureau des Archives).

MODÈLE n° 68.
—
Art. 290 du Règlement.
—
° CORPS D'ARMÉE
ou
GOUVERNEMENT MILITAIRE
d________________
—
PLACE d________________
—
N° d'ordre________
du registre des décès.
—

(1) Désigner l'établissement.
(2) Nom, prénoms.
(3) Nom *(en gros caractères)*, prénoms, grade, corps, escadron, compagnie *ou* batterie.
(4) Numéro matricule.
(5) Nom et prénoms de la femme.
(6) Audit hôpital *ou* au corps.
(7) Sur l'extrait destiné au Ministre de la guerre (Bureau des Archives), on indiquera le genre de maladie ou de blessure ainsi que la date d'entrée à l'hôpital.

Il est *formellement interdit* de porter cette mention :
1° Sur l'extrait destiné au maire du dernier domicile;
2° Sur l'extrait transmis au Ministre des affaires étrangères par l'intermédiaire du Ministre de la guerre (Bureau des Archives) Art. 290 du Règlement.

N. B. *On recommande la plus grande exactitude dans l'établissement des actes de décès. Les noms et prénoms des décédés doivent être recueillis avec attention, ainsi que les lieux de naissance, cantons et départements, les dénominations et numéros des corps, escadrons, compagnies ou batteries; enfin, le tout doit être écrit lisiblement et dans l'ordre indiqué.*
Les dates seront toujours inscrites en toutes lettres.

MODÈLE N° 104².

—

Art. 458 du Règlement.

—

• CORPS D'ARMÉE
ou
GOUVERNEMENT MILITAIRE
de________________

—

• DIVISION
—
• BRIGADE
—
PLACE

d ________________

N°____du registre
des successions.

Modèle n° 15 du Manuel   N° 230 F de la Nomenclature.

SERVICE DE SANTÉ

____

(1)_____________________

____

RÉCÉPISSÉ

____

ÉTAT des mandats ou bons de poste laissés par le nommé (2)

____

*décédé le_________________________19____ ; lesdits mandats
ou bons remis au (3)_____________________*

(1) Désigner la formation
sanitaire.
(2) Nom, prénoms, grade
corps.
(3) Payeur ou receveur des
Postes.

NUMÉROS DES MANDATS ou bons	DATES DES MANDATS ou bons	BUREAU EXPÉDITEUR	DÉSIGNATION		MONTANT	OBSERVATIONS
			de l'expéditeur	du destinataire		
1	2	3	4	5	6	7
				TOTAL....		

*Certifié le présent état comprenant_______bons et_______mandats, s'élevant à
la somme de___________________________________*

____

A________________, le_______________19____.

Vu :
L'administrateur,

Le comptable,

*Le (3)___________________________soussigné reconnaît avoir reçu
les mandats et bons de poste énumérés ci-dessus.*

A____________, le_____________19____.

Le (3)_______________________________

<table>
<tr><td>MODÈLE N° 10.</td><td>Modèle n° 16 du Manuel</td><td>N° 388 C de la Nomenclature.</td></tr>
</table>

Art. 111 du Règlement.

ANNÉE 19 .

ARMÉE

e CORPS D'ARMÉE

SERVICE DE SANTÉ EN CAMPAGNE

(1) Désigner la formation sanitaire.

(1)

M Comptable

CARNET DES SUCCESSIONS
ET DES EFFETS OU ARMES EN DÉPOT

Le présent carnet contenant cent feuillets, celui-ci et le dernier compris, a été coté et parafé par nous, administrateur de ladite formation sanitaire.

A , le 19 .

INSTRUCTION POUR LA TENUE DU CARNET DES SUCCESSIONS

Le carnet des successions est divisé en quatre chapitres distincts, comprenant :
1° Les objets, papiers et valeurs dépendant des successions et appartenant aux héritiers ;
2° Les objets du service de l'habillement et du campement en dépôt ;
3° Les armes en dépôt ;
4° Les papiers et valeurs appartenant à l'État à remettre au commandement.

Le comptable établit en double expédition le bordereau des sommes laissées par les décédés, il en verse le montant au nom des successions entre les mains du payeur, au titre de la Caisse des dépôts et consignations et retire pour chaque succession un récépissé distinct de ces versements. — Les mandats sont versés à la poste contre récépissé nominatif.

Les effets, après avoir été désinfectés, les papiers, les valeurs, les récépissés de numéraire, les récépissés de mandats ou de bons de poste, etc., sont emballés séparément pour chaque succession et expédiés par la voie la plus sûre et la plus directe au bureau de comptabilité et de renseignements. — Chaque envoi est accompagné d'un relevé des successions établi en double expédition dont l'une est renvoyée à l'expéditeur avec la mention de la prise en charge.

Les effets du service de l'habillement et du campement sont versés, après désinfection, dans le magasin du service de l'habillement le plus proche désigné par le service de l'Intendance.

Les armes sont versées au service de l'artillerie.

Les versements d'effets ou d'armes sont justifiés par des factures de livraisons numériques.

CHAPITRE Ier. SUCCESSIONS. ENREGISTREMENT DES OBJETS

PAPIERS ET VALEURS APPARTENANT AUX HERITIERS.

NUMÉROS			DÉSIGNATION des CORPS	NUMÉROS		NOMS et PRÉNOMS	GRADES	DATES		DÉTAIL DES OBJETS, PAPIERS ET VALEURS laissés (Ne porter ici aucun effet appartenant à l'Etat)	DATES			OBSERVATIONS Indiquer dans cette colonne le n° et la date du récépissé délivré par la Caisse des dépôts et consignations.
DU REGISTRE DES DÉCÈS	DU REGISTRE DES ENTRÉES	DU REGISTRE MATRICULE		DES BATAILLONS OU ESCADRONS	DES COMPAGNIES OU BATTERIES			DE L'ENTRÉE A L'HOPITAL	DU DÉCÈS		DES VERSEMENTS des fonds au Payeur	DE L'ENVOI au bureau de comptabilité et de renseignements	DU RÉCÉPISSÉ du bureau de comptabilité et de renseignements	
1	2	3	4	5	6	7	8	9	10	11	12	13	14	15

ENTRÉES

CHAPITRE II. COMPTE NUMÉRIQUE DES EFFETS DU SERVICE

DATES des décès	MOTIFS DES ENTRÉES (noms des décédés)	HABILLEMENT								GRAND ÉQUIPEMENT							
		Capote	Ceinture de flanelle	Dolman	Épaulettes	Pantalon drap	Tunique	Veste	Képi	Bretelle de fusil	Cartouchière	Casque	Ceinturon	Giberne	Havresac	Portemanteau	Shako
Totaux																	
Report des sorties																	
Restant le																	

ENTRÉES

DE L'HABILLEMENT ET DU CAMPEMENT, EN DÉPOT

PETIT ÉQUIPEMENT												CAMPEMENT								DIVERS	OBSERVATIONS
Chaussettes	Bottes	Bretelles	Caleçons	Calottes	Chemises	Cravates	Gamelle	Gants	Guêtres	Mouchoirs	Musettes	Bidon de 1 ou 2 litres	Bidon de 10 litres	Couverture	Hachette	Marmite	Nécessaire individuel	Seau en toile	Tente abri		

SORTIES

COMPTE NUMÉRIQUE DES EFFETS DU SERVICE

DATES des sorties	MOTIFS DES SORTIES	HABILLEMENT								GRAND ÉQUIPEMENT							
		Capote	Ceinture de flanelle	Dolman	Épaulettes	Pantalon drap	Tunique	Veste	Képi	Bretelle de fusil	Cartouchière	Casque	Ceinturon	Giberne	Havresac	Portemanteau	Shako
Totaux des sorties......																	

SORTIES

DE L'HABILLEMENT ET DU CAMPEMENT, EN DÉPOT

PETIT ÉQUIPEMENT													CAMPEMENT							DIVERS		OBSERVATIONS
Chaussures	Bottes	Bretelles	Caleçons	Calottes	Chemises	Cravates	Gamelle	Gants	Guêtres	Mouchoirs	Musettes		Bidon de 1 ou 2 litres	Bidon de 10 litres	Couverture	Hachette	Marmite	Nécessaire individuel	Seau en toile	Tente abri		

CHAPITRE III. COMPTE NUMÉRIQUE DES ARMES EN DÉPOT

DATES	PROVENANCE DES ARMES	ENTRÉES										OBSERVATIONS
		FUSILS	CARABINES	REVOLVERS	ÉPÉES DE SOUS-OFFICIERS	SABRES D'ADJUDANT	SABRES, SÉRIE Z	ACCESSOIRES D'ARMES				
	Existant le											
	Totaux des entrées..											
	Report des sorties...											
	Reste le											

CHAPITRE III. COMPTE NUMÉRIQUE DES ARMES EN DÉPOT

DATES	NUMÉROS DES PIÈCES JUSTIFIÉES	DESTINATION DONNÉE	SORTIES										OBSERVATIONS
			FUSILS	CARABINES	REVOLVERS	ÉPÉES DE SOUS-OFFICIERS	SABRES D'ADJUDANT	SABRES, SÉRIE Z	ACCESSOIRES D'ARMES				
Totaux													

CHAPITRE IV. PAPIERS ET VALEURS

APPARTENANT A L'ÉTAT, A REMETTRE AU COMMANDEMENT

DATES DES DÉCÈS	DÉSIGNATION de L'OFFICIER DÉCÉDÉ	DÉTAIL		DATES		OBSERVATIONS
		des documents militaires	des valeurs appartenant à l'Etat	de la remise ou de l'envoi	du récépissé	

ARRÊTÉ et CERTIFIÉ les inscriptions au présent carnet.

A_______________ le _______________ 19___ .

Le comptable,

VU :

L'administrateur,

MODÈLE n° 12.

Art. 111 du Règlement.

ARMÉE

^e CORPS D'ARMÉE

(1) Désigner la formation sanitaire.

NOTA. Ce relevé est établi en double expédition dont l'une est renvoyée à l'expéditeur avec la mention de la prise en charge.

Modèle n° 17 du Manuel.   N°388 F de la Nomenclature.

SERVICE DE SANTÉ EN CAMPAGNE

(1)

RELEVÉ DE SUCCESSIONS

adressées à l'Officier d'administration chargé de la liquidation des successions au bureau de comptabilité et de renseignements,

NUMÉROS DU REGISTRE DES DÉCÈS	NOMS ET PRÉNOMS	GRADES	CORPS	DATE du DÉCÈS	DOMICILE DE LA VEUVE ou des parents — Commune canton département	DÉTAIL DES PAPIERS valeurs et objets composant la succession	OBSERVATIONS
1	2	3	4	5	6	7	8

6

A _______________, le_______________19___.

Le Comptable,

Vᴜ :

L'Administrateur,

Enregistré au bureau de Comptabilité et de renseignements sous le n°   par l'Officier d'administration chargé de liquider les successions qui déclare avoir reçu les objets, papiers ou valeurs énoncés ci-dessus et en donner récépissé.

A_______________, le_______________19___.

L'Officier d'administration chargé du service,

Vᴜ :

Le Chef du bureau de comptabilité et de renseignements .

Modèle n° 11.

Art. 111 du Règlement

ARMÉE

ᵉ CORPS D'ARMÉE.

(1) Désigner la formation sanitaire.

Nota. Il est établi des bordereaux distincts pour la marine et pour chaque ministère.

Modèle n° 18 du Manuel.   N° 388 D de la Nomenclature.

Tirage de ———— 189—.

SERVICE DE SANTÉ EN CAMPAGNE

(1) ————————————————

BORDEREAU des sommes laissées par les dénommés ci-dessous et dont le montant a été versé au payeur au titre de la Caisse des depôts et consignations.

NUMÉROS			CORPS ou ÉTABLISSEMENT auquel ils appartiennent	NUMÉROS		NOMS ET PRÉNOMS	GRADES	DATE DU DÉCÈS	MONTANT DES SOMMES VERSÉES	OBSERVATIONS
du registre des décès	du registre des entrées	au registre matricule		du bataillon ou escadron	de la compagnie ou batterie					
1	2	3	4	5	6	7	8	9	10	11
						A reporter				

NUMÉROS			CORPS ou ÉTABLISSEMENTS auquel ils appartiennent	NUMÉROS		NOMS ET PRÉNOMS	GRADES	DATE DU DÉCÈS	MONTANT DES SOMMES VERSÉES	OBSER- VATIONS
du registre des décès	du registre des entrées	au registre matricule		du bataillon ou escadron	de la compagnie ou batterie					
1	2	3	4	5	6	7	8	9	10	11
						TOTAL............				

CERTIFIÉ le présent bordereau à la somme de

dont le montant a été versé à la caisse des dépôts et consignations.

A_____________, le_____________19 .

Le comptable,

Vu :

L'administrateur,

Le Payeur soussigné déclare avoir reçu la somme de

montant du bordereau ci-dessus et avoir délivré un récipissé à talon n°

en date de ce jour.

A_____________, le_____________19 .

Modèle n° 19 du Manuel.

N° 365

DE LA NOMENCLATURE

SERVICE COURANT

MODÈLE n° 5.

SERVICE d

Article 48
de l'Instruction
du 30 décembre 1902.

« CORPS D'ARMÉE
ou
(1)

PLACE

d

N°   d'enregistrement
au journal
des comptes-matières.

Désignation
de
l'établissement

FACTURE (2)

ENTRÉE

FACTURE des matières et objets (3)

en exécution de l'ordre d

(1) Gouvernement mili-
taire de.... ou....° Ré-
gion ou Division d...
(2) De cession, de livraison ou d'expédition.
(3) Cédés, délivrés ou
expédiés à....
(4) Cession, livraison ou
expédition.
(5) Les colonnes « ré-
ception » ne seront rem-
plies que lorsque les différences constatées à l'arrivée seront mises à la charge
de l'expéditeur et lorsque
le matériel, passant d'un
service à un autre, change
de numéro.

Nota. Dans le cas
d'entrée sans dépenses
en deniers, les colonnes
du décompte ne doivent
pas être remplies, et ce
qui est relatif au rem-
boursement est bâtonné.

(4)							RECEPTION (5)			
NUMÉROS de la classification		DÉSIGNATION DES MATIÈRES ET OBJETS	UNITÉ RÉGLEMENTAIRE	QUANTITÉS	PRIX DE L'UNITÉ	MONTANT EN ARGENT	NUMÉROS de la classification		QUANTITÉS	OBSERVATIONS
sommaire	détaillée						sommaire	détaillée		

Total................

NATURE ET POIDS

DES COLIS (1)

MATÉRIAUX D'EMBALLAGE

(CAISSES, TOILE, FICELLE, PAILLE, CLOUS, etc.)

NUMÉROS	NATURE	POIDS

NUMÉROS de la classification		DÉSIGNATION DES MATIÈRES ET OBJETS	UNITÉ RÉGLEMENTAIRE	QUANTITÉS	OBSERVATIONS
sommaire	détaillée				

La présente facture certifiée véritable par

La vérification des matières et objets expédiés faite à l'arrivée dans la forme réglementaire

le comptable expéditeur,

A   , le   19 .

l   comptable, déclare prendre en charge les quantités indiquées d'autre part

Vu :

A   , le   19 .

L'administrateur,

Vu :

Le

CORPS D'ARMÉE
ou

(1)
—
PLACE
d

N° d'enregistrement
au journal
des comptes-matières.

(1) Gouvernement militaire d.... ou....° Région ou Division d....
(2) De cession, de livraison ou d'expédition.
(3) Cédés, délivrés ou expédiés à.... ou cédés à.... pour conversion.
(4) Cession, livraison ou expédition.
(5) Les colonnes « réception » ne seront remplies que lorsqu'il s'agira d'una expédition et que les différences constatées à l'arrivée seront mises à la charge de l'expéditeur ou, lorsqu'en cas de cession gratuite, le matériel doit être pris en charge dans les comptes d'un autre service de la Guerre.

Modèle n° 20 du Manuel.

SERVICE COURANT

Service d

Désignation
de
l'établissement

FACTURE (2)

SORTIE

Facture des matières et objets (3)

en exécution de l'ordre d

N° 369

DE LA NOMENCLATURE

Modèle N° 9.

Article 48
de l'Instruction
du 30 décembre 1902.

Nota. Dans le cas de sortie ne donnant pas lieu à payement, les colonnes du décompte ne seront pas remplies, et ce qui est relatif au remboursement sera bâtonné. Toutefois, dans le service de l'artillerie, il sera, s'il y a lieu, établi un décompte dans les conditions prévues par le paragraphe VII de l'article 74 de l'instruction du 30 décembre 1902.

(4)		DÉSIGNATION DES MATIÈRES ET OBJETS	UNITÉ RÉGLEMENTAIRE	QUANTITÉS	PRIX DE L'UNITÉ	MONTANT EN ARGENT	RÉCEPTION (5)		QUANTITÉS	OBSERVATIONS
NUMÉROS de la classification							NUMÉROS de la classification			
sommaire	détaillée						sommaire	détaillée		
		Total..................								

MATÉRIAUX D'EMBALLAGE

(CAISSES, TOILE, FICELLE, PAILLE, CLOUS, ETC.

NUMÉROS de la classification		DÉSIGNATION DES MATIÈRES ET OBJETS	UNITÉ RÉGLEMENTAIRE	QUANTITÉS	OBSERVATIONS
sommaire	détaillée				

La présente facture certifiée véritable par le   Comptable soussigné.

A   , le   19   .

Vu et vérifié la présente facture

L'administrateur,

RÉCÉPISSÉ

Reçu ies matières et objets portés d'autre part
dont il a été pris charge à la date de ce jour sous le n°   des entrées du
livre-journal.

A   , le   19   .

Vu et vérifié :

Le

Modèle n° 3.

Art. 12
et 24 du Règlement.

• ARMÉE

• CORPS D'ARMÉE.

• DIVISION

1) Désigner la formation sanitaire.

N° 385 E
de la Nomenclature.

SERVICE DE SANTÉ EN CAMPAGNE

(1)

SITUATION-RAPPORT du _______________ au _______________ 19__

MOUVEMENT DES MALADES ET BLESSÉS

DÉSIGNATION DES CORPS OU SERVICES ou des formations sanitaires A	RESTANT LE MATIN				ENTRÉS A DIVERS TITRES				SORTIS A DIVERS TITRES				DÉCÉDÉS				RENTRANT LE SOIR				OBSERVATIONS
	Officiers supérieurs	Officiers	Sous-officiers	Soldats	Officiers supérieurs	Officiers	Sous-officiers	Soldats	Officiers supérieurs	Officiers	Sous-officiers	Soldats	Officiers supérieurs	Officiers	Sous-officiers	Soldats	Officiers supérieurs	Officiers	Sous-officiers	Soldats	
	1	2	3	4	5	6	7	8	9	10	11	12	13	14	15	16	17	18	19	20	
TOTAUX.........																					

SITUATION D'EFFECTIF	PRÉSENTS	RAPPORT JOURNALIER	OBSERVATIONS SUR L'ÉTAT SANITAIRE
		Événements survenus dans les 24 heures.	
		Demandes et objets divers	
		Dépêches, notes et ordres reçus dans les 24 heures.	
		Envois	
		Armes conservées (Art. 36) — Fusils.......... Carabines...... Revolvers ...... Epées-baïonnettes.......... — Epées de sous-officiers............ Sabres d'adjudants. Sabres série Z.....	

A___________, le___________19___.

Le comptable,

A___________, le___________19___

L'administrateur,

Modèle n° 22 du Manuel.

MODÈLE n° 22.
§ 27
de la Notice
sur
la comptabilité.

. ARMÉE

ᵉ CORPS D'ARMÉE

• division

• brigade:

(1) Indiquer la formation sanitaire.
(2) Etablir des états distincts pour les malades entrés ou sortis. Rayer l'un de ces deux mots suivant le cas.

N° 385 F
de la Nomenclature.

NOTA. — Cet état est adressé tous les 5 jours au bureau de comptabilité et de renseignements.

SERVICE DE SANTÉ
EN CAMPAGNE

(1) _______________________________

ETAT NOMINATIF DE MUTATIONS des malades entrés ou sortis (2) pendant la période du_____________au_____________189___.

NUMÉROS				DÉSIGNATION DU CORPS OU SERVICE	NOMS	GRADES	DATES			OBSERVATIONS
DU REGISTRE des entrées	MATRICULE	DU BATAILLON	DE LA COMPAGNIE				DE L'ENTRÉE	DE LA SORTIE	DU DÉCÈS	
1	2	3	4	5	6	7	8	9	10	11

A_______________, le_______________189___.

Vu :

L'administrateur,

Le comptable,

Modèle n° 14.

—

Art. 134 du Règlement.

e ARMÉE

ou

• RÉGION

—

TRIMESTRE 18 .

(1) Indiquer la Société.
(2) Indiquer l'établisse-
ment.

Modèle n° 23 du Manuel.

SERVICE

DE SANTÉ EN CAMPAGNE

SOCIÉTÉS D'ASSISTANCE

N° 393 A
de la Nomenclature.

Déposé cejourd'hui
et inscrit immédiate-
ment sous le n°______du
registre spécial d'en-
trée des pièces de
comptabilité (Art. 74
du Règlement du 3 avril
1869.)

A——, le____ 189 .

*Le Directeur
du Service de Santé,*

(1)—————————————————————————

(2)—————————————————————————

COMPTE TRIMESTRIEL EN JOURNÉES

POUR LE   e TRIMESTRE 19   .

NOTA. — Les totaux de la situation journalière des malades et blessés établie conformément aux dispositions de l'article 135 du Réglement sur le Service de santé en campagne sont reportés chaque jour sur le présent compte trimestriel en journées.

Deux expéditions de ce compte sont adressées en fin de trimestre à l'appui de la facture des journées de traitement, savoir : à l'intérieur, au Directeur du Service de santé de la région, dans la zone de l'arrière ; au Chef du service de santé des étapes. L'une de ces expéditions appuie le mandat de payement, l'autre est envoyée, après ordonnancement, au bureau de comptabilité et de renseignements, pour servir à l'établissement du rapport de liquidation de la dépense.

DATES	RESTANTS LE MATIN				ENTRÉS A DIVERS TITRES				SORTIS A DIVERS TITRES				DÉCÉDÉS			
A	Officiers supérieurs	Officiers	Sous-officiers	Soldats	Officiers supérieurs	Officiers	Sous-officiers	Soldats	Officiers supérieurs	Officiers	Sous-officiers	Soldats	Officiers supérieurs	Officiers	Sous-officiers	Soldats
	1	2	3	4	5	6	7	8	9	10	11	12	13	14	15	16
1er																
2																
3																
4																
5																
6																
7																
8																
9																
10																
11																
12																
13																
14																
15																
16																
17																
18																
19																
20																
21																
22																
23																
24																
25																
26																
27																
28																
29																
30																
31																
Totaux																
Totaux généraux																

RESTANTS LE SOIR				NOMBRE DE JOURNÉES DE TRAITEMENT					NOMBRE DE REPAS distribués dans les		OBSERVATIONS
Officiers supérieurs	Officiers	Sous-officiers	Soldats	Officiers supérieurs	Officiers	Sous-officiers	Soldats	Total	infirmeries de gare		
17	18	19	20	21	22	23	24	25	26	27	28

A——————— , le———————19——.

Le comptable,

Vu :

L'administrateur,

Certifié véritable :

A——————— , le———————19——.

Le délégué,

Vu, vérifié et arrêté, *ne varietur,*

A——————— ——, le———————, 19——.

Le Directeur du Service de Santé,

<table>
<tr><td>

Modèle n° 15.

Art.135 du Règlement.

e ARMÉE
ou
e RÉGION

(1) Indiquer la so-
ciété.

</td><td>

Modèle n° 24 du Manuel.

SERVICE
DE SANTÉ EN CAMPAGNE

SOCIÉTÉS D'ASSISTANCE

(1)——————————————

</td><td>

N° 393
de la Nomenclature.

Déposé cejourd'hui
et inscrit immédiate-
ment sous le n°— du
registre spécial d'en-
trée des pièces de
comptabilité. (Art. 74
du Règlement du 3
avril 1869)

A——, le——19 .

Le Directeur
du Service de Santé.

</td></tr>
</table>

FACTURE DÉCOMPTÉE des journées de traitement, pendant le   e *trimestre 19*

N°s D'ORDRE	DÉSIGNATION DES VILLES	des ÉTABLISSEMENTS	DE JOURNÉES de traitement	infirmeries de gare	de gare	OBSERVATIONS
			NOMBRE DE REPAS distribués dans les			
1	2	3	4	5	6	7
	A reporter............					

RÉCAPITULATION

DÉSIGNATION	QUANTITÉS	PRIX	MONTANT	OBSERVATIONS
Journées de traitement.............		1 f 00		
Repas distribués { infirmeries de gare. dans les }		0 25		
Montant total...............				

Certifié véritable la présente facture s'élevant à la somme de

A_____________, le_____________19___.

Le Délégué,

Vu, vérifié et arrêté la présente facture s'élevant à la somme de

laquelle a été ordonnancée en un mandat n° _______ en date de ce jour.

A_____________, le_____________19___.

Le Directeur du Service de santé de la   e région.

Modèle n° 25 du Manuel.

Modèle n° 50.

Art. 214, 220 et 269
du Règlement.

DIVISION

d

M.

Médecin traitant.

SERVICE DE SANTE

HOPITAL

BON D'ALIMENTS OU DE MÉDICAMENTS

N° 231 B
de la Nomenclature.

BON po*r* :

Vu

Le Médecin traitant,

A

le   190

Le Médecin de garde,

Modèle n° 42

Art. 167 du Règlement.

Modèle n° 26 du Manuel.

N° 212 de la Nomenclature.

SERVICE DE SANTÉ

DIVISION
d______________

HOPITAL d______________

M______________
Médecin traitant.

RAPPORT PARTICULIER de l'Infirmière surveillante de la Division et mouvement des malades pendant la journée du ______________ 19 .

N°s des SALLES.	NOMS DES INFIRMIERS		NOMBRE DE MALADES									NOMBRE de lits vacants par salle.	OBSER-VATION
	ATTACHÉS à chaque salle.	DE GARDE	RESTANTS à minuit.	SORTIS		DÉCÉDÉS	RESTANTS après la sortie.	ENTRÉS		RESTANTS à minuit.			
				par billet.	par évacuation sur une autre salle.			par billet.	par évacuation d'une autre salle.				
Totaux..............													

L'Infirmière surveillante de la Division.

Place de ________ Modèle n° 27 du Manuel.

HOPITAL ________

MOIS DE________

(1) Nom du médecin traitant.
(2) Fiévreux, blessés ou contagieux.
(3) Pairs ou impairs.

*CAHIER*________

de la visite de M. (1)________

DIVISION D (2) ________

JOURS (3)________

Le soussigné, médecin traitant, certifie que le présent cahier de visite contenant________ pages est conforme aux prescriptions faites pendant le mois de________ 19________

Instruction.

Les prescriptions alimentaires et médicamenteuses faites à la visite du matin pour toute la journée sont inscrites sur le présent cahier de visite, composé d'autant de feuilles qu'il y a de lits. Il est ouvert deux cahiers de visite, un pour les jours pairs et l'autre pour les jours impairs.

SALLE N°   LIT N°

NOMS ET PRÉNOMS	CORPS	DATES		MUTATIONS
		DE L'INVASION DE LA MALADIE	DE L'ENTRÉE A L'HOPITAL	

JOURS DU MOIS	ALIMENTS		BOISSON ALIMENTAIRE		REMÈDES ET PRESCRIPTIONS	OBSERVATIONS
	du matin	du soir	du matin	du soir		

Modèle n° 28 du Manuel.

Nota. — Ce modèle non réglementaire n'est donné qu'à titre d'indication.

SERVICE DE SANTÉ

HOPITAL

DIVISION

Relevé des prescriptions alimentaires faites à la visite du_________

	DIÈTES			RÉGIMES COMMUNS		PETIT DÉJEUNER			
	ABSOLUES	LACTÉES	ALIMENTAIRES	GRAND RÉGIME	PETIT RÉGIME	CAFÉ NOIR	CAFÉ AU LAIT	CHOCOLAT AU LAIT	LAIT
Matin.......									
Soir........									

BOISSONS

	VIN	LAIT	BIÈRE	CIDRE	THÉ
Matin					
Soir......... ...					

SUPPLÉMENTS

INDICATION DES SUPPLÉMENTS	MATIN	SOIR	INDICATION DES SUPPLÉMENTS	MATIN	SOIR	INDICATION DES SUPPLÉMENTS	MATIN	SOIR

A   le

Le Médecin traitant,

Modèle n° 29 du Manuel.

DIVISION DE _____________

État nominatif des malades qui désirent toucher un acompte.

NUMÉROS DES REÇUS DE DÉPÔT	NOMS DES MALADES	GRADES	MONTANT DES ACOMPTES DEMANDÉS	OBSERVATIONS

A   le
L'infirmière-surveillante,

Modèle n° 30 du Manuel   N° 236 de la Nomenclature.

Art. 238 du Règlement.

Nota. — Cette liste établie par les infirmiers-majors des divisions ou des services spéciaux est, après émargement du buandier, remise au magasin pour justifier la livraison d'une quantité égale de linge blanchi.

(1) Désigner l'établissement.

SERVICE DE SANTÉ

(1)

LISTE DU LINGE A ÉCHANGER

DÉSIGNATION DU LINGE ET DES EFFETS	QUANTITÉS	OBSERVATIONS

DÉSIGNATION DU LINGE ET DES EFFETS	QUANTITÉS	OBSERVATIONS

Reçu : A_______________ , le_______________ 19

La buandière.

L'infirmière surveillante
ou
la dame surveillante.

Modèle n° 31 du Manuel   N° 240 A de la Nomenclature.

(Tirage d'avril 1908.)

Art. 175, 192, 391,
392 et 393 du Règlement
et notice n° 10.

(1) Désigner l'établissement.

SERVICE DE SANTÉ

(1)

Nota. — Les effets et objets remis à chaque détenteur seront inscrits à la main, en tête des feuilles, dans l'ordre de la nomenclature.

CARNET-INVENTAIRE

PERMANENT

DU MATÉRIEL EN SERVICE

dans l

NOMS DES INFIRMIÈRES SURVEILLANTES OU DAMES SURVEILLANTES	TEMPS PENDANT LEQUEL elles ont été chargés du service

DATE DES MOUVEMENTS	NATURE DES MOUVEMENTS de matériel			ÉMARGEMENT
				1° De l'infirmière-surveillante ou dame surveillante pour les entrées.
				2° De la dame surveillante du magasin pour les sorties.

<table>
<tr><td>

Modèle N° 55.

—

Art. 225 du !Règlement.

—

° CORPS D'ARMÉE

ou

GOUVERNEMENT MILITAIRE

d____________

—

Place d__________

(1) Désigner l'établissement.

—

(1) Première mise ou remplacement.
(2) Bandage herniaire, jambe de bois, béquilles, lunettes, etc.

</td><td>

Modèle n° 32 du Manuel

(1)

(1)

*Bon pour (2)*__________
_______*nécessaire—au—dénommé—ci-après :*

</td><td>

N° 238 de la Nomenclature.

(Tirage d'août 1907.)

SERVICE DE SANTÉ

BON

D'APPAREILS PROTHÉTIQUES, ETC.

</td></tr>
</table>

NUMÉRO MATRICULE 1	NOM ET PRÉNOMS 2	GRADE 3	CORPS OU ÉTABLISSEMENT auquel il appartient 4	ÉMARGEMENT DE LA PARTIE PRENANTE 5

A__________, le________190

Le Médecin traitant,

Vu :

L'Administrateur,

TABLE DES MATIÈRES

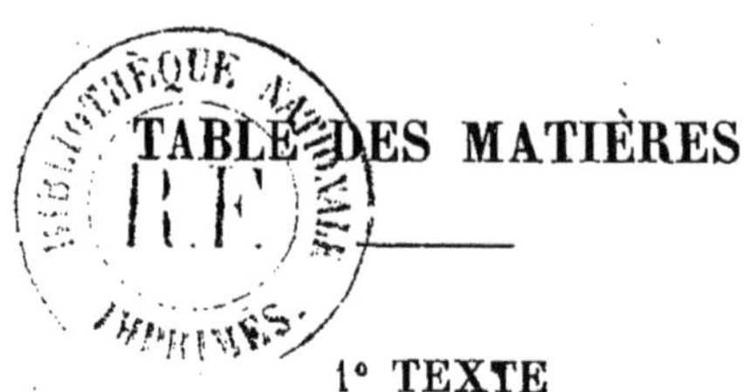

1° TEXTE

TITRE PREMIER

Dispositions générales concernant l'organisation des hôpitaux auxiliaires du territoire.

TITRE II

Administration.

CHAPITRE PREMIER

PERSONNEL

CHAPITRE II

SERVICE DU MATÉRIEL

CHAPITRE III

SERVICE DE LA CUISINE ET DE LA DÉPENSE

CHAPITRE IV

SERVICE DU BUREAU DES ENTRÉES

§ 1er. — *Entrées.*

§ 2. — *Sorties.*

§ 3. — *Décès.*

§ 4. — *Testaments.*

§ 5. — *Successions.*

CHAPITRE V

PHARMACIE-TISANERIE

TITRE III

Service dans les salles. — Rôle de l'infirmière surveillante dans une division de malades.

§ 1er. — *Surveillance générale de la division.*

§ 2. — *Arrivée d'un malade dans la division.*

§ 3. — *Service journalier.*

§ 4. — *Sortie des malades.*

§ 5. — *Décès.*

§ 6. — *Infirmière surveillante de garde.*

TITRE IV

TITRE V

2° MODÈLES

PARIS. — IMPRIMERIE LEVÉ, RUE CASSETTE, 17.